"江苏省第二中医院·名医名家临床医案集萃"系列

顾兆军 针灸临床医案集

主　编　曹铁民

副主编　马　辉　顾长源

编　委　熊嘉玮　李传游　魏春玲

　　　　王　栋　李　浩　朱　莉

　　　　杨永超　钱芳芸　孙洁静

　　　　张荣贤　刘晓茹

U0380280

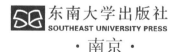

东南大学出版社
SOUTHEAST UNIVERSITY PRESS

·南京·

图书在版编目(CIP)数据

顾兆军针灸临床医案集 / 曹铁民主编. — 南京：
东南大学出版社，2023.12

("江苏省第二中医院·名医名家临床医案集萃"系列)

ISBN　978-7-5766-1103-8

Ⅰ.①顾…　Ⅱ.①曹…　Ⅲ.①针灸疗法-医案-汇编

Ⅳ.①R245

中国国家版本馆 CIP 数据核字(2024)第 014021 号

顾兆军针灸临床医案集
Gu Zhaojun Zhenjiu Linchuang Yi'anji

主　　　编	曹铁民	
责任编辑	褚　蔚	
责任校对	子雪莲　**封面设计**　王　玥　**责任印制**　周荣虎	
出版发行	东南大学出版社	
出 版 人	白云飞	
社　　　址	南京市四牌楼 2 号　邮编:210096	
网　　　址	http://www.seupress.com	
电子邮箱	press@seupress.com	
经　　　销	全国各地新华书店	
印　　　刷	苏州市古得堡数码印刷有限公司	
开　　　本	700 mm×1000 mm　1/16	
印　　　张	10.25	
字　　　数	143 千字	
版　　　次	2023 年 12 月第 1 版	
印　　　次	2023 年 12 月第 1 次印刷	
书　　　号	ISBN　978-7-5766-1103-8	
定　　　价	68.00 元	

本社图书若有印装质量问题,请直接与营销部联系,电话:025-83791830

"江苏省第二中医院·名医名家临床医案集萃"系列

丛书编委会

主　编：殷立平　李志伟

副主编：张建斌　朱益敏　曹铁民　王媛媛
　　　　王　霞　李　镇　许妍妍

编　委：王　丽　赵裕沛　主父瑶　罗　超
　　　　彭　雯　唐　杰　李伟良　姜正艳
　　　　陈泓静　马　辉　顾长源　端梓任
　　　　许　杭

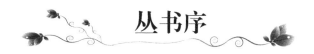

丛书序

医学之道，有中西之分，西为视触叩听、诊断与鉴别诊断，中曰望闻问切、辨证施治，然归根结底皆为探索人体健康之方法。中医药学包含着中华民族几千年的健康养生理念及其实践经验，是中华民族的伟大创举，是我国医学发展的重要组成部分。中医医案是中医专家临床诊治时辨证、立法、处方用药的连续记录，不仅是临床经验总结和传承，也是中医诊疗智慧的体现，更是能帮助后生们理解中医经典知识并转化为临床实践。

南京中医药大学第二附属医院（江苏省第二中医院）"名医名家临床医案集萃"系列，汇聚了我院临床一线中医名家多年的临床经验和治疗成果，从针灸推拿到药物治疗，从饮食调理到精神疗法，旨在弘扬中医药的瑰宝，传承中医学问，服务广大患者。医案之中，各医家所运用的理论与技术各异，但皆以"辨证施治"为核心，以调理人体阴阳平衡、激发其自身康复能力为目标。在医案中，我们可以看到中医的独特诊疗思路，注重临床患者体质信息的采集，体现整体观；注重八纲辨证，强调个体差异；注重病机分析，强调患者的症状、气质、体质等综合判断；注重治未病，强调预防措施的重要性；注重辨病和辨证统一，强调中西融合，中西治疗模式互为补充。

本医案集的推出，恰逢我院建院三十五周年。首先，我要特别感谢所有参与这部丛书编写的专家们和工作人员，他们辛勤耕耘，用笔墨展示了自己对中医药事业的爱，用实际行动给医院奉献一份厚礼；同时，我也衷心希望专家们的心血能够对临床一线年轻医生、中医学生有所帮助，加强他们对中医学的认识，提高临床中医诊疗能力，让更多的人受益于中医的疗效。

江苏省第二中医院党委书记

殷立平

顾兆军教授从医历程简介

顾兆军教授，男，1952 年生，主任中医师，教授，硕士研究生导师，原江苏省第二中医院针灸科科主任、学科带头人、学术带头人，原江苏省中医药学会脑病专业委员会副主任委员；江苏省第二批老中医药专家学术经验继承工作指导老师，第六批全国老中医药专家学术经验继承工作指导老师。师承著名针灸学家邱茂良、肖少卿、杨长森等教授，为澄江针灸学派第三代传承人。

一、农村生活

顾兆军教授 1952 年出生在苏北农村(今江苏省淮安市淮阴区)。1973 年,他高中毕业后在家务农。那时农村的孩子要想有个工作当兵是一条出路,可惜他连续两年征兵体检不合格,一次是鼻炎、一次是紧张性高血压,其实鼻炎根本不算病,高血压是一量就高,不量就正常。但当时征兵要求条件比较严格,因为要当兵的人太多,还要讲一些社会关系,而他家庭没有这些方面的关系,所以与当兵失之交臂,就在生产队挣工分。一年以后由于工作认真,做了生产队的会计,帮生产队保管钱财。20 世纪 70 年代恢复高考,当时大学的招生名额有限,能够进入大学的一般都是入党积极分子,或是有组织推荐。因为顾兆军是生产队会计,并且在 1974 年他已向村支部党组织递交了入党申请书,所以一年后,作为一名预备党员,他被村支部推荐报考大学。1975 年 8 月,顾兆军收到江苏新医学院(当时由南京中医学院和南京医学院合并)

中医系的入学通知书。

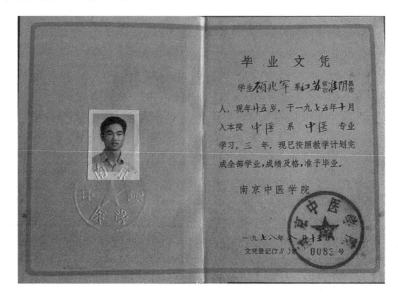

二、求学之路

1975 年 9 月顾兆军踏上了学医求学之路，入学时父亲把他送到当地的汽车站就回去了。从未离开家乡的顾兆军独自一人来南京，从中央门乘公交车到现在的汉中门老校区。正值夏天，全部的行李就只有一床被子和几件衣服，他在学校附近花一元钱买了一张草席，就算是避暑的工具了。从此就开始了他的大学生涯。

同学来自全省各地，虽然家庭条件各不相同，但有一点非常相似，那就是所有的同学都非常刻苦用功，学习积极性很高。当时早晨 5 点钟起床开始背汤头歌、中医经典著作等。当时南京中医学院有个后门，可以直通五台山，同学们都拿着书从后门出发去五台山体育馆，到那儿大声背书，早读完了再回学校吃早饭，正好赶上 8 点钟上课，天天如此。对于中医院校的学生来说，很多知识都需要靠记忆、靠背，这其实是一件很枯燥的事情。

当时一个年级一共有 120 名同学,学习较困难的是西藏的十几个同学,因为语言的问题,同学之间交流也很少。毕业实习时顾兆军是在江阴市中医院实习,跟当地名师刑鹍江、周慕丹、叶炳仁三位老师学习临床技能。虽然在学校学了理论知识,但很多临床的知识都是在实习中学到的。实习结束后,回到学校进行各科毕业考试,顾兆军当时几门功课成绩都名列前茅。

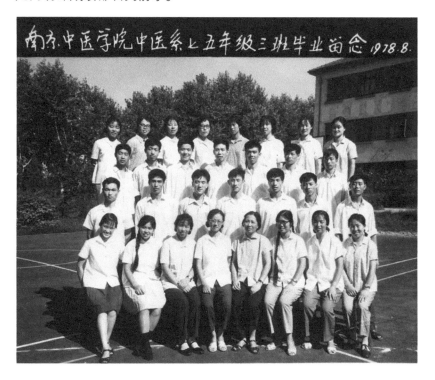

三、工作经历

当时的毕业找工作还是分配制,顾兆军毕业后被分配在南京中医学院针灸教研组,先是李春熙老师做主任,后是肖少卿老师做主任。在学院那么多教研室中,针灸教研室比较冷清,很少有人愿意搞针灸教学工作。针灸地位的提高得益于改革开放,1978 年南京中医学院成立了外事教学办公室,世界各地的学员来华学习中医针灸。当时顾兆军他们留校的一批学员加上以往几届的青年教师在学校参加了一个针灸师资培训班,为期一年,全脱产培训学习,从针灸基础学起。学校对培训班非常重视,提供各种便利条件,学习结束后回到各教研室,然后正式成为教师。

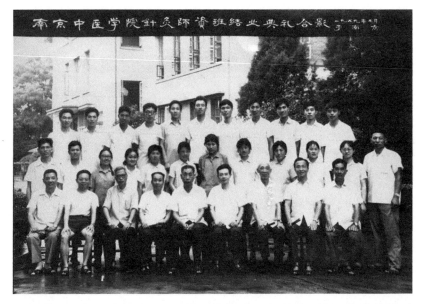

肖少卿老师欣赏顾兆军,觉得他基础学得扎实,希望多跟他出诊学习。从那以后,顾兆军一直跟着肖少卿老师学习,肖老师只要外出会诊,必定会带上他。

大约在1980年,学校要求青年教师不但要会教书还要会临床看病,所以在江苏省中医院针灸科上班的顾兆军就跟随盛灿若老师上门诊,当时邱茂良老师是科主任,邱老每周查房1～2次,于是顾兆军有幸跟随邱老,学习老一辈大师的针刺手法及临床经验。那时候医院的基础设施比较差,远远达不到现在的针灸条件,配备的设备就是一张治疗床,夏天配草席、冬天加褥子,针灸针蒸煮消毒后反复使用。

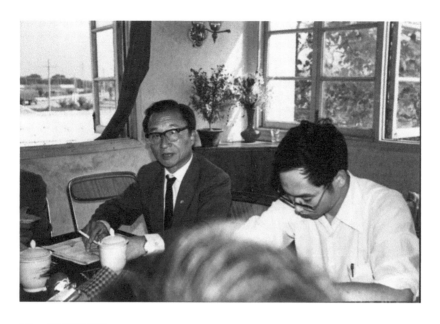

四、继续深造

　　1981年初,黑龙江中医研究院(所)受卫生部委托举办针灸研究班,每省只配一个名额,当时学校推荐顾兆军去杭州浙江中医学院参加选拔考试,大约在当年8月份就收到了入学通知。在黑龙江针灸研究班深造的两年,他学习了很多。首先是医古文,当时讲课的是黑龙江中医学院的一个教授,医古文讲得很好,为顾兆军学习古代医学文献打下了良好基础。其次是英语学习,英语老师要求学员必须开口或大声朗读,这也为顾兆军此后的外事带教奠定了英语基础。第三就是跟随国医大师针灸专家张缙老师学习,亲自感受张师的针法精髓。第四是接触了很多全国中医针灸名家,如山东的张善忱(俩人同吃同住)、河南的绍经明、北京的王雪苔等。听名家讲课,领略他们的风采,这让顾兆军一生难忘。在黑龙江的两年学习,虽然时间不长,但学到了很多知识,给顾兆军的从医道路做了很好的铺垫,也坚定了他从医的信心。

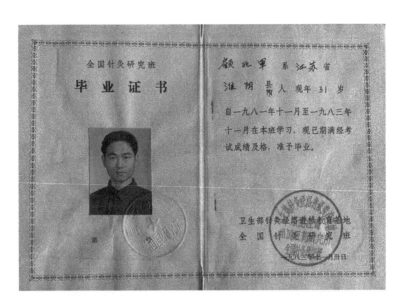

五、重回学校

　　1983年,通过两年的脱产学习后顾兆军回到南京中医学院,此时中医针灸较受社会欢迎,各种进修班、学习班很多,学校举办各层次的电大、夜大、函授等,顾兆军每天忙着讲课,同时还参与门诊。学校还从辽宁请来一位针灸讲师费久治,大家一起与学校计算机室合作搞针灸减肥编程。当时针灸减肥作为绿色疗法宣传十分轰动,学校汉中门门诊部每天晚上的肥胖病人有数百个,排着队接受针灸减肥,每天晚上不到十点都下不了班。当时顾兆军白天讲课,晚上上临床,虽然忙得不可开交,但感觉很充实。

六、出国讲学

　　在1987年,学校有一个出国到巴布亚新几内亚临床教学的任务,是世界卫生组织邀请的。和顾兆军一同前去的是无锡名医杜晓山医师。杜老师当时已是64岁,当时顾兆军的英语没有达到翻译水平,学校派外事办公室的丁晓红老师作为随队翻译。因为是到另外一个国家,医疗队去的人不多,很多事情都需要队员亲力亲为,互相帮助。

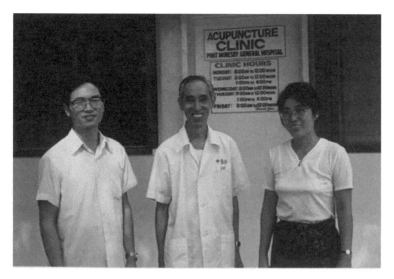

当时中国准备与巴布亚新几内亚签一份关于农业的合同,签合同也要讲究人情世故和时机,因为当时巴布亚新几内亚总统有腰痛的毛病,我国大使就带上顾兆军去总统府给总统针灸推拿。当顾兆军给总统针灸推拿缓解症状时,大使适时把合同拿出来,总统同意签字。这些逸闻趣事也说明了我们的中医针灸疗效显著,架起了国家之间友谊的桥梁,不愧为"人类非物质文化遗产"。1989年任务完成,顾兆军回国,继续他的教学与临床工作。

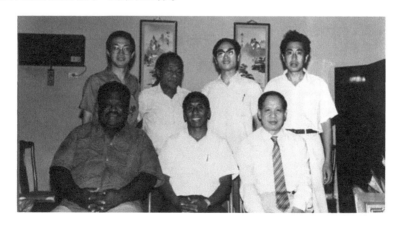

七、来到省二中

江苏省针灸推拿医院(现称南京中医药大学第二附属医院,即江苏省第二中医院)筹建于 1988 年,1991 年 7 月 1 日试开诊,当时急需一批有临床经验的医务人员来保证正常开诊。顾兆军顾全大局来到针灸推拿医院工作。

1991 年 1 月 1 日正式报到上班,从 1 月到 7 月,都是在做一些开诊前的准备工作,例如筹备科室、打扫卫生、整理资料、安排人事等。每个科室的医生都有很多事需要做,比如针灸科室的诊疗床就是顾兆军和科室成员一起设计的。当时医院的硬件条件一般,就一栋四层大楼,从外观上看很难识别是一家医院。那时候顾兆军住在汉中门,从汉中门到医院的道路都是泥土小道,还没有公交车直达。医院免费提供了一辆自行车,这就是当时最好的交通工具了。

1991 年 7 月 1 日医院试开诊,大家都有些兴奋。因为是针灸推拿医院,故针灸科分得很细,有头针室、耳针室、针灸一室、针灸二室等,整个二层楼都是针灸区域。那时医院硬件设施很不完备,夏天太热,冬天太冷,根本没有空调等调温设施。1993 年医院增名为"江苏省第二中医院",仍然保留"江苏省针灸推拿医院"牌子。后来医院不断发展,增设了包括内、外、妇、儿在内的许多科室,成为一所三级甲等中医医院。

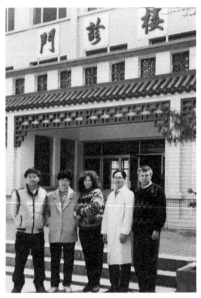

八、担任科主任

顾兆军成为针灸科第一任科主任。科室虽然已经组建，但是想要科室能够不断发展、不断进步，却不是一件容易的事。

平心而论，当时创业条件非常艰苦，但是针灸科一路走来，逐步壮大，成为目前集医疗、教学、科研为一体的省级中医重点专科和省级中医药重点学科、江苏省中医针灸质控中心，这离不开医院历任领导的关心和支持，更与顾兆军主任带领科室成员的共同努力分不开的。

（1）努力做好科室工作，在 20 多年的时间里，针灸科在顾兆军的带领下没有出现医疗事故，没有出现违规违纪，所有科室医生尽责尽力为医院、科室的发展做出自己的贡献。针灸科虽然主要的治疗手段是只针灸，方法似乎比较传统、单一，但是当时创造的门诊量和知名度不小，顾兆军个人每天的门诊量都维持在 70～80 人，不断地有患者慕名来医院就诊，创造了很高的社会效益。

（2）医院针灸科于 2009 年 12 月成功举办了首次全国性学术会议"全国脑血管病诊疗学习班暨中西医结合中风病诊疗学术交流会"。当时申报江苏省中医重点临床专科的条件之一是该专科要有担任副主任委员以上的学科带头人，而顾兆军恰好是江苏省中医脑病专业委员会的创始人，也是副主委；第二就是科室必须举办过省级以上学术会议。因此那次学术会议十分重要，在院领导和医院职能部门及相关科室的支持下，在科室成员的共同努力下，虽然是第一次主办全国性学术会议，尚缺乏经验，但会议举办得十分成功。

（3）经过不懈的努力，针灸科终于在 2011 年通过了江苏省中医重点临床专科的验收，成为我院唯一一个通过省级验收的中医重点临床科室。当时省卫生厅来验收的专家是江苏省中医院孙建华主任、江苏省人民医院仲远明主任、徐州市中医院吴琦主任，他们给了针灸科很高的评价，当然也包括对顾兆军主任。

（4）当时顾兆军作为科主任，除了负责全科的日常工作，保持科室的正常运转,还要承担南京中医药大学国教院外国留学生的临床带教任务。因为老师的英语口语水平相对较好,能够和外籍学生直接沟通,国际教育学院把留学生送来医院实习不需要翻译,每天有外国留学生进出医院,也为医院增添了一道风景线。老师在外事教学中不卑不亢,让留学生学有所得,也为中医走向全世界做出了贡献。他带教外国学生的事情,很多媒体都有报道,称针灸科成了一个小的联合国,这让顾兆军很自豪。

在长期的临床工作中,他带教过几十个国家的留学生、进修生,带教过无数国内的研究生、本科生,以及医学专业、非医学专业的进修生,带教无怨无悔。顾兆军认为他本来就是一名教师,也是从学生过来的,教学是他的一份责任。

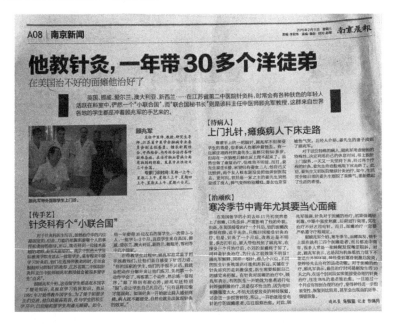

顾兆军作为一名医生、医院的普通职工,从1991年1月到医院工作直至退休,一直都在临床一线工作,经过他治疗的病人数以万计,他在中医针灸方面的确有自己的心得体会,有所专长,也受到无数病人

的称赞,他深知这一切得益于医院这个平台,所以顾兆军对省二中医院有一种很深的感情。他见证了医院从小到大、从弱到强的发展。尽管他经常收到很多外国的邀请函,甚至有外国朋友给他的移民申请,但他从来都没有动心过,他认为自己是医院的科主任,这是领导对他的信任,如果离开这里,对医院、对科室都是不负责的表现。

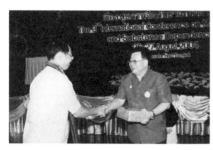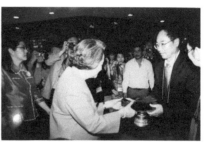

2004 年 8 月,顾兆军主任参加泰国国际学术会议

顾兆军虽然退休了,作为第六批全国老中医药专家学术经验继承指导老师,他的工作室在 2022 年被国家中医药管理局确定为全国名老中医药专家传承工作室,现在每周他仍在医院上 3 个半天门诊。从1991—2018 年,共 27 年,他把人生最宝贵的年华献给了医院、献给了

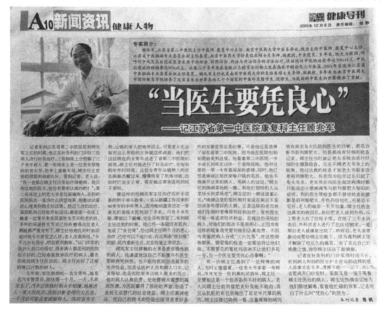

临床，他也感恩医院，也感谢经过他治疗的病人。他也感谢医院的同事，和大家在一起愉快工作，相互帮助。在人生的道路上，学习、坚持、谦卑成为他的座右铭。他自从上大学来到南京，一直学习，一直坚持，而谦卑从某种程度上理解就是学习与坚持的综合。谦卑才能学习有动力，谦卑才能坚持理想。他告诫后辈，在人生的道路上，医生的职业本身是一种慈善职业、高尚的职业，千万不要亵渎它，一定要学习，一定要坚持，不管遇到什么情况，学习和坚持就有出路，就有希望、有成就。

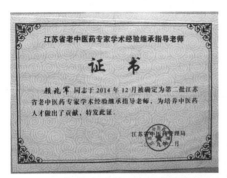
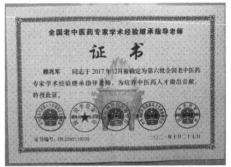

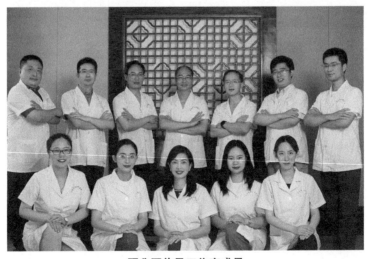

顾兆军传承工作室成员

（曹铁民整理）

顾兆军教授学术思想与临床经验总结

顾兆军教授从事中医针灸 40 余年,在针灸领域经验颇丰,他兼收古今中医之长,阐发中医理论,拓展中医临床,尤擅长"飞针"手法,强调针具及针刺深浅的灵活运用,并独创祛风通络组方及周天灸法。其中医学术思想及临床经验如下:

一、探究九针起源和发展,强调针具的灵活运用

顾师认为,九针是在历史不断演变过程中形成的,一直在发展进化,并且永远不会停留在一个形态水平上。早在春秋战国时期,九针的发展日益完善,其形态及大小亦有基本规范,《内经》已有具体文字记载。此后,历代针灸名家根据对《内经》的理解来制作针具,但至今为止尚未发现《内经》时期的九针实物。各种针具治疗范围的不断扩大,九针也随之逐步完善,其名称和形状两者之间也存在一定联系。九针的形成与其治疗作用也存在密不可分的关系。再者,古人喜欢将人体与自然界的日、月、星、辰等变化规律紧密联系,而九针则是联系于人体,比像于自然,最终达到治疗疾病的需要而形成。

《灵枢·官针》曰:"九针之宜,各有所为,长短大小,各有所施。"说明九针形状是根据疾病的需求而制定的,而其作用随其各自形态、大小等差异而各有所长。比如镵针,可用于皮肤疾患,主病在皮肤无常处,热在头身者,以解表退邪,去泄阳气,因其身大,可免于深刺损伤肌肉。而员针,则以治疗肌肉疾患为主,主分肉间邪气,疏导经气,可"揩

摩分间,不伤肌肉"。《灵枢·九针论》曰:"九针者,天地之大数也,始于一而终于九。"古人九为数之极致,故而九针不只是九种针具,当然也包括了当时的其他多种针具。并且,随着针灸治疗的不断发展,有些针具不可避免被时代淘汰,而又有些针具因其疗效上佳而得到研究进一步改进创新。故而顾师认为应当根据疾病的不同灵活选择针具,并且不断更新掌握新的针具操作,以适应临床医学发展的需要。

二、剖析针刺深浅,因时、因人、因病制宜

《素问·刺要论》曰:"深浅不得,反为大贼。"由此可见针刺深浅是相当重要的,是受多种因素决定的,深浅不当,会直接影响疾病的疗效及预后。顾师通过临床实践,对针刺深浅进行了认真分析,故而归纳提出针刺深浅需因时、因人、因病制宜。

(1) 因时制宜:《素问·诊要经终论》曰:"春夏秋冬,各有所刺。"人的各种生命活动必须遵循春生、夏长、秋收、冬藏的规律,气血运行亦是如此。春夏之际,万物生发,人体气机运行于络脉分肉之间,应浅刺体表部位及经脉肌肉的间隙;秋冬之时,万物收敛,人体气血隐匿深窍,应深刺相关腧穴,并留针。故而《素问·四时刺逆从论》曰:"凡此四时刺者,大逆之病,不可不从也。"针刺必须遵循四时规律,若不遵从,则气血逆乱,反而为害,使病情反复。

(2) 因人制宜:人的体质有壮瘦强弱之别。瘦弱之人皮薄而肉少,易于脱气损血,应浅刺而疾出。而强壮之人,肤革坚固充实,气血充沛,应深刺久留针。其次,人体不同部位,针刺深浅亦不同。头面部腧穴,如印堂、四白等穴应当浅刺;四肢部腧穴可深刺,四肢末梢宜浅刺,如商阳、十宣等穴;后项内部为延髓不可深刺,躯干肌肉肥厚处可深刺,靠近内脏、血管腧穴应浅刺。所以顾师认为善针者,应长于观察患者体质强弱来决定针刺适宜深浅。

(3) 因病制宜:即依据病位及证候决定针刺深浅。外邪侵犯人体多自外向内,由表及里。因此,需根据病位不同来决定针刺深浅。病

在表者,适宜浅刺;病在里者,适宜深刺。针刺直中病邪,病才能速去。如顾师治疗风寒表证,病在肺卫,可浅刺外关、合谷、风门等穴以解表散寒。寒湿凝滞之腰腿痛,邪气入里,可取环跳、委中、悬钟等穴深刺。病有阴阳,故疾病因根据不同证候决定针刺深浅。疾病有虚实、表里、寒热之分。顾师在临床治疗上大多数情况下遵循表证浅刺、里证深刺、虚证浅刺、实证深刺、寒证浅刺、热证深刺的原则。顾师临证时,有时又根据脉象的虚实来决定针刺深浅。

三、重视针刺操作,擅长飞针手法

顾师十分重视针灸的基本功,针刺手法亦是决定疾病转归的重要因素。顾师不仅有着娴熟的基本针灸操作,且擅长于飞针手法。飞针,有的地方又称为"跑马针""点刺法",是临床中涉及的一种针刺手法。"飞针法"是通过医者手指来搓捻针柄或针身,而后手型张开如飞鸟状,致使毫针迅速破入皮肤。相较于其他针刺手法,飞针具有快速、无痛、安全、高效且灵巧等优点。针刺时透过皮肤会给患者带来疼痛,这是影响针刺效果的一大因素,同时也是很多患者拒绝针刺治疗的原因。顾师采用飞针手法,进针快速,极大地减轻了病人的疼痛,而深受广大患者青睐及接受。病人依从性更佳,更能配合医者的治疗,也可极大减少由于患者不配合而出现的安全问题。飞针手法需控制进针力度来调整进针深浅,我们常规的力度只能进到皮下,因而对内有重要脏器的腧穴也是可以应用的。顾师认为,飞针手法的重点在于在很短的时间内达到一定的刺激量,使气速至而有效。正是由于这些特点,飞针手法的应用面也就非常之广,尤适用于畏针者及幼儿患者。常有幼儿家长慕名而来,总之,明确了飞针手法特点,才能在临床上更好地学习和灵活使用飞针法。

四、提倡针药结合,独创祛风通络汤组方

顾师在临床治疗中,不仅强调针灸技能,还提倡针药并用,内治与

外治结合促进疗效。同时通过经验总结，独创祛风通络汤，尤擅于治疗中风患者。经多年临床实践，在古代经典名方天麻钩藤饮、二陈汤基础上，结合脑卒中的证型和特点，筛选化裁而成祛风通络组方。处方组成：天麻、钩藤、制半夏、白菊花、白蒺藜、郁金、赤芍、白芍、薏苡仁、鸡血藤、茯苓、白术、桃仁、红花、陈皮。方中天麻、钩藤祛风通络，半夏化痰，为君药；陈皮理气健脾，白术益气健脾，菊花养阴清肝，桃仁、红花活血通络，均为臣药；白蒺藜清肝泻火，白芍养阴健脾，茯苓、薏苡仁健脾祛湿，鸡血藤、赤芍活血通络，共为佐药；郁金疏肝调神，是为使药。诸药配伍，以祛风、通络、化痰为主，兼顾活血祛瘀，益气养阴。祛风通络汤不仅对于中风患者疗效确切，同时应用于面瘫、荨麻疹等风痰阻络患者亦能取得较好疗效。

2022 年 5 月在顾师"祛风通络方"基础上研制成功的"祛风通络颗粒"通过江苏省食品药品监督管理局传统中药制剂备案，于 2023 年 3 月委托南京中山制药有限公司配制生产后用于临床，实现医院院内制剂"零"的突破。

五、提倡针灸结合，创周天温通灸法

顾师在治疗疾病时，亦善用灸法，通过对中风病的研究，认为中风日久，以气虚、血瘀、痰阻者多见，本病以"元气亏虚"为本，以"痰瘀痹阻"为标。创立周天温通灸法，此法以特制灸盒置于大椎至长强、上脘至中极穴上，每次艾灸任督各 60 分钟，每周两次，4 次为一个疗程。艾灸治病机制：一是艾叶能温经散寒、温经通络；二是艾叶为温补之品，既能温通，又能补阳，还能散结。现代研究证实，艾灸可以调整全血黏度、纤维蛋白原，提高组织供血、供氧。对于关元穴，《经穴释义汇解》曰："元阴元阳交关之处，穴属元气之关隘，故名关元。"而元气是温煦五脏六腑、推动人体生命活动的原动力，关元穴为真元之根、元气之关隘。灸关元，补元气，以奏益气活血之功。中脘，任脉穴，亦是胃之募、腑之会，能治所有腑病，尤其擅治脾胃之疾患，脾胃为"后天之本""气血生化之源"，故艾灸中脘穴有益气健脾、化痰和滞之效。通过艾灸关元、中脘穴，能起到补先天及后天之气，助运化，补阳气，通经络，达到治病目的。

另外从经络方面来看，督脉总督一身之阳，且循经入络脑；任脉为阴脉之海，循行前腹，腹为阴，为六腑之所，任督二脉之穴相配伍，可通达全身，调和阴阳，通过艾灸温经通络，沟通周天气机，促进任督二脉气血流通，能起到补益真气、健五脏六腑、温通经络之作用。

（马辉、李传游整理）

目 录

一、感冒

医案 1

石某,女,61 岁,2022 年 11 月 5 日初诊。

主诉:恶寒发热伴头痛 1 天。患者 1 天前受寒后出现恶寒,发热伴头痛,自测体温 38.7 ℃,自服对乙酰氨基酚片 1 片后退热,但复又发热,来就诊时发热,恶寒,无汗,头身痛,无咳嗽咳痰,否认高血压、糖尿病病史,查体温 38.5 ℃,扁桃体无红肿,心肺查体正常。舌淡苔薄白,双脉浮紧略软。

诊断:感冒,证属风寒外束,治以发汗解表。

治疗:针药结合,针刺取合谷、列缺、风池、大椎、曲池,泻法。用麻黄汤:麻黄 10 g,桂枝 10 g,杏仁 6 g,细辛 3 g,炙甘草 5 g。3 剂水煎服。

患者当天针刺后体温降至 38 ℃,仍未汗出,患者回家服用一剂药,汗出而热退头疼止。第二天又发烧,续服一剂,汗出热退,第 3 天未再发热,第 3 剂服用完,患者病愈。

【病案赏析】 本例患者,初期感冒,发热恶寒,头身痛,针刺选手太阴肺经及手阳明大肠经为主,取合谷配曲池、大椎退热,风池、列缺祛风散寒,该患者症状符合"太阳之为病,脉浮,头项强痛而恶寒"。患者舌淡苔薄白,双脉浮紧略软,无汗,为风寒表实证,麻黄汤主之。患者发热重,头身疼痛,加细辛 3 g,取少阴病麻黄附子细辛汤之意,而细辛《本经》位列上品,"主咳逆,头痛脑动,百节拘挛,风湿痹痛,死肌。明目,利九窍。"临床中顾师经常用细辛止痛。该处用生麻黄主要加强发汗解表功效,顾师有时也会用炙麻黄,当出现胸闷气喘时选炙麻黄,偏于宣肺平喘。后世对于麻黄用药非常谨慎,许多需要用麻黄的方药也多用药性相近的药物代替,这对于经方来说是个很大的损失和误区,近代医家多有用苍术以及徐长卿等代替麻黄的报道,顾师认为其实大可不必,有是证用是药,麻黄对于过敏性皮肤病、过敏性喘咳以及外感表实证均是不可替代的好药,可以放心应用。方中用了杏仁 6 g,虽然无咳喘,但还是用了少量,用意在宣肺气,风寒之邪易袭肺,肺气上逆则咳,可防微杜渐。本方配伍特点有二:一为麻、桂相须,发卫气之闭以开腠理,透营分之郁以畅营阴,则发汗解表之功益彰;二为麻、杏相使,宣降相因,则宣肺平喘之效甚著。

临床所见感冒发热患者较多,如果真正能做到辨证准确、用药得当、针药结合,则往往能获得非常满意的疗效,可以达到一剂知、二剂已的效果。目前许多药店的中成药大部分是《太平惠民和剂局方》或者经验方,比如九味羌活汤、银翘散等,效果当然也不错,但是多为风热证用方,临床风寒感冒居多,初期当解表散寒,对此麻黄汤、桂枝汤、正柴胡饮对症,对于风热感冒或已化热者,当选前几首。

医案 2

尹先生,37 岁,2023 年 4 月 1 日初诊。

主诉:发热 1 天。患者一天前发热,测体温 39 ℃,伴口干,微苦,咽干,咽痛,头疼,心烦,寐可,纳少,便可,自服用西药(药名不详)热退复起,乏力,口渴欲饮,纳差,既往体健。查体:咽红肿,扁桃体 1°肿大,舌红苔薄黄,双脉弦滑小数。

诊断:感冒(证属外感风热、半表半里)。

治疗:取少商三棱针放血。方用小柴胡汤化裁:柴胡 15 g,酒黄芩 15 g,法半夏 10 g,党参 15 g,生姜五片,大枣 20 g,桂枝 15 g。加水 900 毫升,浸泡一个小时,煎 30 分钟,后浓缩药汁为 200 毫升,频服。

少商放血后患者咽痛止,中药服用 1 剂而热退,诸症消失,未再反复,身体转安。

【病案赏析】 八纲辨证来看,该患者为风热证,少商为手太阴肺经井穴,井主身热,井穴为阴阳交会之处,可调气血阴阳,且少商利咽喉,取放血清热利咽。

六经辨证来看,本例患者具有太阳发热头疼和少阳咽干之症,是邪传少阳而太阳未解之证。刚开始出现高热为太阳证初起,因用西药解热镇痛剂，疾病很快转为少阳半表半里之证，出现口干咽干，咽喉为少阳通路，咽部症状多从少阳论证，"但见一证便是，不必悉具""有是证用是方"，小柴胡汤主之。柴胡为君药，故量较大，加桂枝者，盖太阳发热，表证明显。煎服方法宗《伤寒论》古煎法，去滓再煎，并让患者频服，效果佳，一剂而安。

《伤寒论》："伤寒五六日，中风，往来寒热，胸胁苦满，默默不欲饮食，心烦喜呕，或胸中烦而不呕，或渴，或腹中痛，或胁下痞鞕，或心下悸，小便不利，或不渴，身有微热，或咳者，小柴胡汤主之。"小柴胡汤通过调畅气机，可以达到中上下三焦通畅，故而营卫气血均和，从而治疗与少阳枢机有关的各种病症。本病案中患者用西药热退复起，具有口干、口苦、心烦等证，故具有应用小柴胡汤的指征。

因为小柴胡汤中有补中气的党参，补胃气的生姜、大枣，更适合于素体体虚的病人，故小柴胡适合虚人感冒。另外，半表半里也是温病学中膜原，选达原饮亦可，经方或时方，顾师并不拘泥一种，博采众长，对患者有效便是好的方剂。

（孙洁静整理）

顾·师·点·评

感冒的中医治疗要辨风寒还是风热，针药结合可起到立竿见影之效。

二、咳嗽

医案 1

李某,男,36 岁,2022 年 12 月 10 日初诊。

主诉:咳嗽 7 天。患者 7 天前受凉后出现咳嗽,咳白痰,咽痛,咽痒,自服川贝枇杷膏未见明显好转,发病以来无发热,无胸痛,无咯血,无骨蒸潮热。2 天前咳嗽加重,痰色转黄,今来就诊。刻下:咳嗽剧烈,痰量中等,黄白相间,质黏稠,无胸闷气喘,无心慌胸痛,无恶心呕吐,昼轻夜重,影响睡眠,食纳减少,大便干结,小便调。查体:肺部呼吸音粗,未闻及干湿性啰音,舌红,苔黄腻,脉弦滑。辅助检查:血常规:白细胞 $10.2×10^9/L$,中性粒细胞比率 77.8%,CRP12。胸部 CT 提示肺部小结节。否认慢性病史,喜食肥甘厚味,且吸烟 5 年余,每天半包。

诊断:咳嗽(痰热蕴肺证)。

治疗:清热肃肺,豁痰止咳,针药结合。针刺取穴合谷、风门、肺俞、丰隆,患者取俯卧位,针法平补平泻,留针 20 分钟。针后肺俞闪罐。中药予清气化痰汤加减,处方如下:杏仁 10 g,瓜蒌子 10 g,茯苓 10g。枳实 10 g,黄芩 10 g,胆南星 10 g,陈皮 10 g,姜半夏 10 g,生姜 5 g,紫菀 10 g,款冬花 10 g,火麻仁 10 g。7 剂,水煎服,日 1 剂,早晚分服。

患者当天针灸完回去后咳出大量黄黏痰,服药 2 剂后咳嗽咳痰明显好转,痰液变稀易咳出,7 剂中药喝完咳嗽痊愈,饮食、大便也恢复正常。

【病案赏析】 咳嗽是六淫外邪侵袭肺系,或脏腑功能失调,内伤及肺,导致肺失宣降,肺气上逆,冲击气道,发出咳声或伴有咳痰为主要表现的一种病症。分为外感咳嗽和内伤咳嗽。该患者饮食不节,伤及脾胃,内生痰湿,上贮于肺。发病前外感风寒,风寒夹杂痰湿,阻滞肺部气机,肺失肃降,引发咳嗽,故咳嗽,咳白痰,痰湿日久化热,转为痰热之证,故咳黄白痰,肺与大肠相表里,痰热蕴肺,肺热下移大肠,化燥伤津太过故大便干结。针刺取合谷,合谷为手阳明大肠经原穴,调节大肠气机,肺俞为肺背俞穴,肺俞配合风门可宣肺止咳,丰隆为祛痰要穴。肺俞闪罐可排痰祛痰。杏仁宣肺平喘,瓜蒌子、枳实、陈皮、姜半夏理气化痰,胆南星清热化痰,黄芩清肺解毒,紫菀、款冬止咳化痰,生姜温胃护胃,又加强止咳之功,火麻仁润肠通便。

医案 2

张某,女,30 岁,2023 年 3 月 1 日初诊。

主诉:咳嗽 1 月余。患者 1 个月前无明显诱因下出现咽痛,咳嗽咳痰,咳少量白痰,伴发热,至医院查新型冠状病毒核酸检测阳性,血常规,CRP 提示单核细胞比例升高。CRP20,胸部 CT 排除肺炎,经抗病毒、止咳化痰等治疗后好转,遗留反复刺激性干咳,来就诊时患者时有干咳,夜间为甚,伴乏力汗出,口干,睡眠差,二便调。舌淡红,少津,苔薄白,脉细。

诊断:咳嗽(肺阴亏虚证)。

治疗:治拟养阴润肺,健脾益气,针刺选穴,太渊、合谷、神门、太溪、复溜、三阴交、足三里。针刺手法补法。一天针一次,每次 30 分钟。中药配合麦门冬汤加减:麦冬 15 g,法半夏 10 g,党参 15 g,川贝 3 g,大枣 10 g,炙甘草 5 g,紫菀 10 g,生地黄 10 g,款冬花 10 g,酸枣仁 10 g,黄芪 20 g,桑叶 10 g,浮小麦 20 g,五味子 5 g。7 剂,水煎服,日 1 剂,早晚分服。

患者连针 3 天后,咳嗽明显减轻,中药服用完,咳嗽痊愈,睡眠出汗皆有好转,中药调整,前方去紫菀、款冬、川贝、桑叶,加茯神,处方如下:麦冬 15 g,法半夏 10 g,党参 15 g,茯神 10 g,大枣 10 g,炙甘草 5 g,生地黄 10 g,浮小麦 20 g,酸枣仁 10 g,黄芪 20 g,五味子 5 g。7 剂后患者睡眠正常,多汗也痊愈。

【病案赏析】 患者感疫气毒邪,日久耗伤肺阴,阴虚化火,炼液为痰,肺失濡润,气逆作咳。顾师认为,咳嗽后期一般都会伴肺阴亏损及肺气损伤,当养阴益气,此外还可以敛肺止咳,出现虚喘还可以纳气平喘,该患者予针刺治疗疏经通络,调和气血,太渊为手太阴肺经原穴,且为脉会,可补肺通脉,合谷、足三里、三阴交调和脾胃气血,太溪、复溜养阴生津,其中合谷、复溜相配又可以敛汗止汗,神门宁心安神助眠。中药予麦冬、川贝、生地、桑叶养阴润肺兼清虚热,党参、黄芪、大枣益气补虚,半夏理气化痰,紫菀、款冬化痰止咳,五味子敛肺止咳,浮小麦补虚,酸枣仁养心安神。顾师认为心肺相邻,相互影响,心主血、主脉,肺朝百脉,心肺还需要养心。且该患者出现失眠、多汗,正应这一点。

(孙洁静整理)

顾·师·点·评

咳嗽的治疗原则为降气、止咳、化痰,针药结合比单一服药效果更好。

三、呃逆

医案

李某,男,58岁,2023年3月12日初诊。

主诉:患者反复呃逆半月余,嗳气频发,反酸、"烧心",口苦口黏,身重乏力,大便黏腻。自述胃脘不适1年余,3天前与人争执后,症状较之前加重,平素性格急躁,纳差,寐差,舌暗,苔白腻,脉弦滑。

中医诊断:呃逆(气滞痰阻型)。中医治法:理气化痰,降逆和胃。

针刺处方:中脘、内关、足三里、丰隆、气海。

手法:采取轻幅度的捻转,达到酸、麻、胀、痛感觉,留针30分钟,每天1次,7天为1个疗程。

中药方以旋覆代赭汤加减:旋覆花10 g,代赭石12 g,清半夏10 g,甘草6 g,厚朴20 g,柿蒂10 g,枳壳15 g,焦神曲15 g,鸡内金15 g,木香6 g,煅瓦楞子30 g,白术10 g,元胡15 g,浙贝母10 g,焦槟榔片20 g,柴胡15 g,郁金12 g。7剂,水煎服,日1剂,早晚分服。

二诊患者症状好转,自觉寐差,口干,纳差,舌质暗,苔微黄腻,脉弦滑。原方加酸枣仁12 g,丹参10 g,麦冬10 g,7剂,水煎服,日1剂,早晚分服。患者症状减轻,舌苔白腻情况好转,口干,舌质暗,寐差,遂加丹参、麦冬、酸枣仁,活血生津,清心除烦。针灸取穴同前。

三诊诸症减轻,效不更方,再进7剂,而后未发。

【病案赏析】 呃逆最早在《内经》《伤寒》《金匮要略》中均被记载为"哕",并逐渐奠定了其论治理论和临床基础,如《素问·宣明五气》说:"胃为气逆,为哕。"该书已认识到本病的病机为胃气上逆,其后医家对哕病多有发展。元代朱丹溪始称之为"呃",他在《格致余论·呃逆论》中说:"呃,病气逆也,气自脐下直冲,上出于口,而作声之名也。"明代开始正式确立呃逆病名,并初步形成了呃逆的辨证论治体系,如《景岳全书·呃逆》中说:"哕者,呃逆也,非咳逆也;咳逆者,咳嗽之甚者也，非呃逆也；干呕者，无物之吐，即呕也，非哕也；噫者，饱食之息，即嗳气也，非咳逆也。后人当以此为鉴，则异说之疑可尽释矣。"呃逆一证在辩证时首先应分清楚是生理反应还是病理反应，若为一时性气逆，且无明显兼证者，属暂时生理现象，无需做过多处理。若呃逆反复发作不止，且不易缓解，伴有其他兼证，可视为呃逆病证，需用药治疗。辩证时要分清寒热虚实，清代李中梓《证治汇补·呃逆》中说道："治当降气化痰和胃为主，随其感而用药。气逆者，疏导之；食停者，消化之；痰滞者，涌吐之；热郁者，清下之；血瘀者，破导之；若汗吐下后，服凉药过多者，要温补；阴火上冲者，当平补；虚而夹热者，当凉补"至今仍有指导意义。

旋覆代赭汤源于张仲景所著《伤寒论》，主治胃虚痰阻气逆证，《伤寒论·辨太阳病脉证并治》载："伤寒发汗，若吐若下，解后心下痞硬，噫气不除者，旋覆代赭汤主之。"首次出现旋覆代赭汤，而后方论选录许宏《金镜内台方议》卷8中"汗吐下后，大邪虽解，胃气已弱而未和，虚气上逆，故心下痞硬，而噫气不除者。与旋覆花下气除痰为君，以代赭石为臣，而镇其虚气；以生姜、半夏之辛，而散逆气，除痞散硬为佐；人参、大枣、甘草之甘，而调缓其中，以补胃气而除噫也"，也说到此方主证乃由胃气虚弱，痰浊内阻，气逆不降所致。为降逆化痰、益气和胃的代表方。方中旋覆花苦辛咸温，性主沉降，降逆止呃，汪昂曰"入肺肠经，消痰结坚痞，唾如胶漆，呃气不除"，为君药。代赭石质重而沉降，善镇冲逆，苦寒之性，脾胃已弱，故用量小，为臣药。生姜半夏辛温，降逆温中，祛痰散结，制约代赭石寒凉，为臣药。人参、大枣、炙甘草益脾补气，辅助已伤中气。诸药配合，理气和胃，降逆化痰。

患者反复出复脾胃不适1年，久病脾胃虚弱，气机阻滞，痰湿内蕴，且长期情志不畅，肝气不畅，木亢乘土，加上三天前与他人发生争执，肝气郁滞，横逆犯胃，胃气上逆，病情加重，另肝郁日久，可化火，炼液为痰，亦可伤脾，痰湿内生，胃失和降，方中旋覆花、代赭石、半夏理气和胃以降浊，炙甘草、大枣健脾益气以升清。枳壳、厚朴、木香、陈皮同用,通行中焦腑气,解气之郁结,气行则火消;煅瓦楞子制酸降逆止痛。诸药合用,降中有升,升中有降,升降相因,气机调畅,合以疏肝、健运、导滞、化瘀之法诸证悉除。脾升胃降、升降有序是脾胃生理特性,气机不调、升降失常是脾胃病理之关键,胃气郁滞,通降失职,脾运失职,清气不升,治疗以调升降为纲,调胃以理气通降为主,调脾以助运升清为宜,脾胃同调,升清降浊,再根据病情变化、虚实寒热不同,随症配伍。

（刘晓茹整理）

顾·师·点·评

呃逆用药的基本处方是旋复代赭汤,针刺以内关、中脘、足三里穴为主。该病例症、药、穴准确,故取效。

顾兆军

呃逆用药的基本处方是旋复(覆)代赭汤,针刺以内关、中脘、足三里穴为主。该病例症、药、穴准确,故取效。

四、哮喘

医案

王某,男,48岁,2022年10月22日初诊。

主诉:因气喘20年,加重1个月就诊。刻下:咳嗽,咳痰,量少清稀,呈泡沫状,进食生冷则咳嗽加重,咽喉部有鸡鸣声,夜间尤甚,无胸闷、胸痛,纳寐尚可,小便清长,腰酸腿软,肢凉,舌暗苔白滑,脉细弦。患者素有哮喘病20余年,每年春冬之际必发作。患者曾于他院查肺通气功能和支气管激发试验:肺通气功能正常,支气管激发试验阳性。予茶碱缓释片等治疗,症状未见明显改善。曾于某医院中西医结合治疗,疗效均不明显。体检:双肺呼吸音稍粗,双下肺可闻及湿性啰音。X线胸片示:双肺纹理粗多紊乱。

诊断:寒哮(寒饮伏肺)。中医治法:温化水饮、化痰定喘。

针刺处方:列缺、尺泽、肺俞、中府、云门、定喘、丰隆。

手法:采取轻幅度的捻转,达到酸、麻、胀、痛感觉,留针30分钟,每天1次,7天为1个疗程。

中药方选小青龙汤加减:炙麻黄9 g,桂枝12 g,干姜6 g,细辛3 g,五味子6 g,制半夏12 g,白芍10 g,杏仁10 g,桑白皮30 g,甘草6 g,地龙10 g。5剂,1剂/日,水煎分2次服。

二诊:患者服药5剂后症状明显缓解。原方加黄芪30 g、太子参15 g,继服7剂后痰喘缓解。

【病案赏析】 小青龙汤方始载于张仲景《伤寒论》。青龙者,东方木神,色主青,发育万物。而谓大者,指发汗力强,如龙兴云致雨;谓小者,指能驱除水饮,似龙潜隐于波涛之中。以此命名是为了说明本方具有发散外邪、温化里饮的作用,是治疗哮喘的名方。小青龙汤的主要病机在于患者阳气虚弱及内有痰饮,本病起于风寒外侵,素有哮证,早期运用解痉平喘药物,加之体质因素,邪未化热,寒邪入里困肺,致咳嗽、咳痰。此时治疗解表咳不止,温里表不解,急宜温肺散寒,止咳平喘,恢复肺之通降,小青龙汤当为对证之方。方以麻黄、桂枝散寒解表,且麻黄又能宣发肺气而平咳喘,桂枝温阳化饮;张仲景曰:"病痰饮者,当以温药和之。"干姜大辛、大热,细辛性温,二者合用能温肺散寒,涤痰化饮,兼助麻桂解表散邪,通畅阳气;白芍与桂枝配伍,调和营卫;五味子酸收敛肺止咳;半夏味辛性温,降逆止呕,燥湿化痰;地龙通络平喘,肃降肺气;桑白皮、苦杏仁下气平喘,化痰润肺;甘草和中,调和诸药。现代药理研究发现,小青龙汤组方中麻黄可松弛支气管平滑肌,增加肺灌注量;芍药可缓解组胺导致的平滑肌痉挛;细辛可解热、抗炎,增加肺的灌注量;半夏有镇咳、腺体分泌的作用。因此,小青龙汤可外散风寒,内化寒饮,表里同治。上述研究对证实小青龙汤治疗哮喘的有效性提供了科学依据。

哮喘为临床常见病症,是一种发作性的疾患,其形成除了与先天体质不足,或病后体虚复感外邪,或饮食不当有关。一般哮喘发作期以实证为主,分为寒哮与热哮。哮喘缓解期多以虚证为主,小青龙汤加减治疗寒哮,如此遣方用药,虽为温药,但温而不燥,散而不过,内外兼顾,配伍适当,全方配伍严谨,用药合理。支气管哮喘急性发作期热哮证遵循"急则治标"原则,宜清热宣肺,化痰定喘。

(刘晓茹整理)

顾·师·点·评

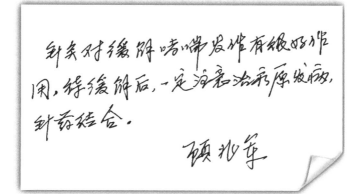

针灸对缓解哮喘发作有很好作用,待缓解后,一定注意治疗原发病,针药结合。

五、胃痛

医案1

姚某,女,40岁,2023年3月20日初诊。

主诉:胃胀胃痛5年余,加重1个月。患者5年前因暴饮暴食后出现胃脘部疼痛,胀痛难忍,痛窜两胁,嗳气呃逆,泛吐酸水或食物,如此1~2个小时,或至泛吐白沫而呃逆停止,严重时食后腹胀痛可达3~4个小时,饮食减少,遂就诊于当地诊所予以莫沙必利分散片,口服后症状稍缓解。此后患者上述症状经常出现,常因饮食失节而发生胃痛吐酸。患者未重视,未系统诊治。1月前因暴饮暴食后再次出现胃痛胃胀,伴有"烧心"感,呕吐酸水,腹胀痛,大便难解,3~4日一行,便臭难闻,小便正常。舌红,苔白厚腻,脉滑数。查体:精神欠振,发育正常,营养中等,上腹部压痛明显,无肌紧张、反跳痛,剑下肋下未触及肝脾,麦氏点阴性,肠鸣音3次/分钟,移动性浊音阴性。

中医诊断:胃痛(饮食停滞证)。治法:消食导滞,和胃止痛。

针灸处方:中脘、内关、梁门、天枢、足三里、上巨虚、下巨虚。

手法:所有穴位均用泻法,留针30分钟,每日1次,共5次。

患者主诉第1次治疗中途即感疼痛症状缓解,当日中午排便后即感症状明显缓解,5次治疗后患者未见胃痛、胃胀等症状,嘱患者注意饮食规律,不能暴饮、暴食等。

1个月后电话随访,患者诉症状好转,未再出现胃痛情况。

【病案赏析】《素问·痹论》云:"饮食自倍,肠胃乃伤。"暴饮、暴食等会使胃部疾病的发病率大大提高。患者暴饮暴食后,饮食停留于胃脘肠道,不通则痛,故胃肠胀痛,大便未解。胃失和降,胃气上逆,故伴有"烧心"感、呕酸水。结合患者舌苔脉象,均为饮食停滞之象。顾师将此患者辨为"胃痛病",属于饮食停滞证。选穴缘由:中脘首先是病变部位穴位,胃募穴,同时也是八会穴中的腑会穴,它常作为胃痛病的主穴;内关相通于阴维脉合于心胸胃,能治疗胃疾病;梁门是局部取穴,天枢穴是胃经上的穴位,患者存在便秘情况,天枢穴也能治疗便秘;足三里是胃经的远端穴位,能治疗本经的疾病,同时它也是胃的下合穴;上巨虚、下巨虚是大肠、小肠的下合穴,能治疗肠道疾病,患者同时有胃肠积滞的症状,故选用上述几个穴位针刺。患者病性属实,故均采用泻法。

医案 2

张某,男,45岁,已婚。

主诉:胃痛1年,复发10天。患者1年前因进食生冷食物半小时后出现胃脘胀痛,继之剧痛难忍,即去当地医院治疗,数月后症状好转,其后常因饮食生冷而胃痛。10天前因进食生牛肉等生冷食物,食后半小时胃脘凉痛,剧痛难忍,某医院给予止痛和帮助消化的药物治疗后,剧痛稍减。现患者胃脘凉痛,拒按喜暖,纳食减少,泛吐清水,饮用清凉饮料胃痛加重,胃腹感凉时胃痛易发或加重,喜饮热水,饮热水后,胃痛好转,脐凉不适,用手掌暖之则舒。大便溏薄,日行3～4次。舌淡,苔薄白,脉象沉迟。辅助检查:曾2次作胃肠钡餐透视均未发现异常。血常规正常。查体:上腹部压痛明显,无肌紧张、反跳痛,剑下肋下未触及肝脾,麦氏点阴性,肠鸣音4次/分钟,移动性浊音阴性。

中医诊断:胃痛(寒邪犯胃证)。治法:暖胃散寒,温阳益脾。

治疗:先仰卧位取百会、中脘、双侧(合谷、内关、梁门、足三里)穴位针刺,并用大艾灸盒艾灸上腹部20分钟,之后采取俯卧位取双侧(脾俞、胃俞)穴位针刺,并用艾灸盒艾灸双侧(脾俞、胃俞)穴位约20分钟,并嘱其每晚艾条灸神阙30分钟。每隔1～2日针灸1次。

二诊时胃脘部温热舒服,胃脘凉痛减轻;三诊后,胃脘凉痛及泛吐清水明显好转,纳食增多;六诊后,胃痛痊愈,喝清凉饮料已不胃痛,舌、脉、面色基本正常;七诊痊愈。

【病案赏析】 本例患者系平素脾胃虚寒,纳运失常。复因饮食生冷,寒滞胃腑,故胃腑凉痛,剧痛难忍;虽用药物治疗剧痛暂缓,但寒凉伤胃未除,故胃腑凉痛,拒按喜暖,泛吐清水,纳食减少;喝清凉饮料或胃腑感凉则复伤胃腑,故胃痛易发或加重;大便溏薄,是脾阳不运;脐凉喜暖,是中阳虚寒;舌、脉、面色均呈脾胃虚寒之征。顾师将此患者辨为"胃痛病",属于"寒邪犯胃"。选穴缘由:中脘首先是病变部位穴位,胃募穴,同时也是八会穴中的腑会穴,它常作为胃痛病的主穴;足三里是胃经的远端穴位,能治疗本经的疾病,同时它也是胃的下合穴;百会是诸阳气汇聚的地方,能够提升阳气,患者是受寒阳气郁闭,故选此穴;合谷穴是手阳明大肠经的穴位,能够治疗胃肠道病症,脾俞、胃俞是膀胱经的背腧穴,能够治疗脾胃疾病;而艾灸能够温经散寒,每晚艾灸神阙温阳益脾。故选用上述几个穴位针刺及艾灸治疗胃痛。

医案3

吴某,女,50岁,已婚。

主诉:胃痛10余年。患者10余年前因情志失和而患胃痛。胃脘疼痛,两胁胀痛,窜及脊背,腹胀食少,气呃不顺,常嗳气,之后胃胀痛好转,遇怒加重或易发,经期身痛和月经量少色淡。面黄身瘦,脉象沉弦。查体:上腹部轻压痛,无肌紧张、反跳痛,剑突下肋下未触及肝脾,麦氏点阴性,肠鸣音4次/分钟,移动性浊音阴性。

诊断:中医诊断:胃痛(肝气犯胃型)。治法:疏肝理气,和胃止痛。

治疗:针刺取中脘、双侧(内关、膻中、梁门、章门、足三里),所有穴位均用泻法,留针30分钟,隔日针治1次。

一诊后胃痛减轻;四诊后,患者诉症状明显好转。

【病案赏析】 本例的病因病机是郁怒伤肝,肝失疏泄,横逆犯胃,气机阻滞,故胃脘疼痛,两胁胀痛,窜及脊背,遇怒加重或易发;气机不利,胃失和降,故气呃不顺,脘腹胀满,饮食减少;伴有症状,是因患病日久、纳运失职、化源不足之故;脉弦主肝、主痛,沉主里,故脉见沉弦。顾师将此患者辨为"胃痛病",属于"肝气犯胃证"。《类证治裁·胃脘痛论治》提出,如因肝气所致胃痛者,当辛酸制木,可用疏肝理气法治疗胃痛。选穴缘由:膻中为八会穴之气会穴,能够治疗肝气郁滞之疾病;章门是足厥阴肝经的穴位,同时也是脾的募穴,能够疏肝理气,健脾和胃,故选用上述几个穴位针刺胃痛。

(朱莉整理)

顾·师·点·评

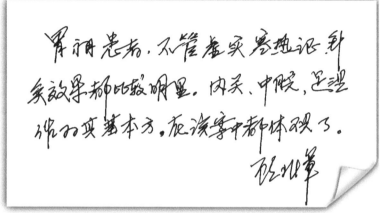

胃痛患者,不管虚实寒热证,针灸效果都比较明显。内关、中脘、足三里作为其基本方,在该案中都体现了。

六、呕吐

医案1

吴某,男,60岁,已婚。

主诉:呕吐2天。患者2天前因饮食生冷出现呕吐,呕吐胃内容物约500 mL,非喷射样,无咖啡色液体,伴头晕,无明显头痛,呕吐前畏寒肢冷汗出,无耳鸣、头晕目眩、腹胀腹痛等不适,后再次呕吐5次,每次量少,均为胃内容物,今晨呕吐2次,呕吐物为清水痰涎。时有头晕,胃脘部隐痛,无反酸"烧心",纳差,夜寐欠安,口干口苦,二便尚调,近三月体重无明显变化。舌淡红,苔薄白,脉弦紧。查体:腹平软,无反跳痛及肌紧张,未触及包块,肝脾未触及,剑突下无压痛。肠鸣音较亢进,8次/分钟。

诊断:呕吐(寒邪犯胃证)。治法:解表散寒,理气和胃。

体针:中脘、足三里、内关、公孙、外关。平补平泻,留针30分钟,每日1次,5次为1个疗程。

灸法:取神阙、中脘、足三里、内关、关元,艾灸20分钟。

经一个疗程治疗后,二诊时症状有所缓解,已无恶心呕吐,但仍稍感疲倦乏力,纳寐一般,仍继续每天艾灸神阙、足三里20分钟。嘱饮食清淡,少食味甘厚腻之品,勿贪冷饮。

【病案赏析】 呕吐的病位在胃,属足阳明胃经。故取穴以中脘、足三里、内关、公孙为主,再根据病症分型配合其他穴位。中脘为胃的募穴,主治胃胀、恶心、呕吐等一系列胃脘部疾病,可补益胃气,和胃降逆;"荥俞治外经,合治内府"(《灵枢·邪气藏府病形》),呕吐为胃脘部疾病,属于内腑疾患,可取胃的下合穴足三里,"肚腹三里留",足三里也是治疗胃脘疾病的特效穴,也是养身保健常用穴;"公孙冲脉胃心胸,内关阴维下总同",公孙是足太阴脾经腧穴,也是八脉交会穴,通于冲脉,内关是手厥阴心包经腧穴,也是八脉交会穴,通于阴维脉,临床上通常把公孙与内关相配,用于治疗胃脘部和心胸部的疾病。此例患者是由于饮食不慎,造成寒伤胃脘出现呕吐,属于感受外邪,则选用外关以解表散寒。艾灸胃脘局部腧穴中脘、关元、神阙以温胃散寒,配合足三里、公孙、内关和胃降逆止呕。

医案 2

胡某,男,48 岁,已婚。

主诉:呕吐 2 年、加重 5 天。患者自诉 2 年来时不时发生呕吐,因近日聚餐较多,饮食油腻,5 天前突发呕吐,呕吐物为未消化食物,胃脘不适,恶心。现患者暂无呕吐,食欲不振,胃脘胀满不适,自觉腹冷,得温则减,喜按,倦怠乏力,稍畏寒,大便质稀,小便可,寐可,舌淡有齿痕,苔薄白,脉细。查体:腹部柔软,无压痛、反跳痛,腹部未扪及包块。肝脏肋下未触及,脾脏肋下未触及,Murphy 氏征阴性,肝区无叩击痛,肾区无叩击痛,无移动性浊音。肠鸣音正常,4 次/分钟。

诊断:呕吐(中焦虚寒)。治法:温中健脾,和胃降逆。

体针:中脘、公孙、足三里、内关、胃俞、脾俞、章门、关元,以补法为主,留针 30 分钟,每日 1 次,10 次为 1 个疗程。

灸法:取中脘、足三里、内关、胃俞、脾俞、关元、神阙,针后加灸 20 分钟。

经一个疗程治疗后,二诊时症状有所缓解,已无呕吐恶心等症状,但饮食稍多仍胃脘满闷不舒。经两个疗程治疗后,三诊时患者症状基本消失,嘱其注意饮食,常灸足三里、神阙等。

【病案赏析】 呕吐的病位在胃,属足阳明胃经,故取穴以中脘、足三里、内关、公孙为主,再根据病症分型配合其他穴位。中脘为胃的募穴,主治胃胀、恶心、呕吐等一系列胃脘部疾病,可补益胃气,和胃降逆;足三里是足阳明胃经的腧穴,又是胃的下合穴,"肚腹三里留",胃脘部疾患常选择足三里,临床疗效较好;"公孙冲脉胃心胸,内关阴维下总同",公孙与内关相配,具有理气健脾、和胃降逆、调畅气机的作用,是治疗胃脘部疾病的要穴。此例患者为中焦虚寒而发呕吐,为虚证,应以温补之法为主,配合胃俞、脾俞、关元,毫针常规针刺,采用补法,以健脾止呕。艾灸足三里、内关、中脘、胃俞、脾俞、关元、神阙,温补脾阳,益气和胃止呕。

(朱莉整理)

顾·师·点·评

呕吐的针灸治疗基本方是中脘、内关、足三里、公孙穴,根据辨证,虚、实证使用相应手法。该案穴、证相符,故取效。

七、腹痛

医案1

赵某,女,50岁,已婚。

主诉:腹痛10余天。患者10天前突感腹部剧痛,由脐下向上腹、心胸部呈阵发性冲痛,剧痛时腹部突起似有块状物上下冲动,痛不可近,局部喜暖恶凉。伴有呕吐不食、神疲怯寒、手足欠温等症状。舌淡,苔白,脉象沉伏,时而沉紧。胃肠钡餐透视未发现异常。查体:腹软,未扪及包块,腹部无压痛及反跳痛。

诊断:腹痛(脾胃阳虚)。治法:温阳益脾,暖胃降逆。

取穴:针刺泻法加温针灸中脘、上脘,艾灸神阙,针刺泻公孙。每日1次,留针30分钟。

二诊后,腹痛减轻,攻冲作痛次数减少;四诊后基本治愈;五诊痊愈。时隔3天又针灸1次以巩固疗效。

【病案赏析】 本例的病因病机是脾胃阳虚,寒气充斥,攻冲上逆,故由脐下向上呈阵发性攻冲作痛,剧痛难忍;剧痛时腹部突起似有块状物上下移动,痛不可近,是因寒气冲逆、气机不畅之故;寒气上冲,胃失和降,则呕吐不能饮食;中阳虚寒,阳气不达,则神疲怯寒,手足欠温。故艾灸神阙以温阳益脾,泻灸中脘、上脘温中散寒以止痛,泻公孙降逆止痛,使中阳得运,阴寒消散。

医案2

苏某,女,56岁,已婚。

主诉:脐腹冷痛5天。患者5天前晚饭因饮食过多加之饭菜欠温,当天夜里即感腹部冷痛,剧痛难忍,遂用土方(生姜、葱白、红糖)煎汤饮之,不见好转。第二天至当地医院查胃肠钡餐透视,未发现异常,予止痛片治疗亦无效。后服中药(不详)3剂有所好转。现患者脘腹胀满疼痛、拒按,脐腹冷痛明显,喜暖,恶食,嗳气吞酸,痛剧欲泻,泻后痛减。痛点在脐及脐上至中脘穴处,舌淡,苔浊腻,脉滑实。查体:腹软,未及包块,脐上压痛,无反跳痛。

诊断:腹痛(饮食不节,寒凝气滞)。治法:温中散寒,消食导滞。

取穴:一诊针刺泻法加灸中脘、下脘,针刺泻足三里,艾灸神阙;二至四诊,针灸腧穴及手法同上,告知家属每天晚上艾灸神阙、中脘半小时。

一诊后,脐腹冷痛减轻;三诊后,脐腹凉痛已愈,舌、脉基本恢复正常;四诊巩固疗效。

【病案赏析】 本例系饮食生冷,停滞不化,故腹部冷痛、拒按,得暖则舒。用土方无效,因其重在散寒而不消食;服用西药止痛而不治其本。寒凉宿食停滞,故脐腹胀满疼痛,恶食;宿食不化,则嗳气吞酸;剧痛欲泻,泻后痛减,是浊气随泻而去之故;舌、脉为伤食里实之征。故艾灸神阙,温阳散寒、泻灸中脘,温胃消食、泻灸下脘,则散寒导滞,共奏温阳散寒、消食导滞之效。此乃温化则寒邪自散,食消则气畅痛止。

医案3

钱某,男,50岁,已婚。

主诉:腹部窜痛10天。患者10天前因生气致突然腹部胀痛、拒按,剧痛难忍,大汗淋漓,攻窜少腹,时而走窜两胁,矢气或嗳气后腹痛稍减,遇怒加剧。舌淡,苔薄白,脉象沉弦,剧痛时脉象沉紧。查体:腹软,未及包块,肝脾肋下未及,上腹部压痛,无反跳痛。

诊断:腹痛(肝气郁结)。治法:疏肝理气,通络止痛。

取穴:针刺泻太冲、间使、气海。太冲穴针感循本经上行走达小腹,后经两胁走于上腹;间使穴的针感循本经上行走达胸膺部;气海穴的针感走达整个小腹。

一诊:留针30分钟后,腹部已不窜痛,仅小腹呈阵发性微痛;二诊:腹部仍窜痛至小腹及两胁,痛势较缓,留针30分钟,腹部不痛略有胀满,脉象已缓和;四诊时病痛基本消除,巩固疗效。

【病案赏析】 本例患者因恼怒伤肝,肝气郁结,横窜脉络,故出现脘腹胀痛,攻窜少腹及两胁;矢气或嗳气后,气机稍有通畅,故痛胀稍减;少腹及两胁均为足厥阴肝脉之分野,攻窜作痛,是肝气郁滞、脉络不畅之故;遇怒痛剧、脉象沉弦等,为肝气郁结之征。故针刺泻间使以宽胸理气、泻太冲以疏肝理气,泻气海以舒畅下焦气机,施用疏肝理气,通畅脉络以止痛之法而收效。

医案4

方某,女,28岁,已婚。

主诉:小腹疼痛半月。患者半月前因饮食生冷而得小腹冷痛、拒按,时而窜痛,饮食减少。时而胸痛、短气、心悸、头晕。面色萎黄,舌淡,无苔,脉象沉迟。曾服中西药未见明显缓解。查体:腹软,未及包块,肝脾肋下未及,下腹部压痛,无反跳痛。

诊断:腹痛(阴寒内盛)。治法:温阳散寒。

取穴:针刺泻关元配烧山火。其温热感走达整个小腹,自觉子宫有收缩感。

一诊后,小腹转为微痛,窜痛消失,饮食增加;二诊后治愈,小腹无明显疼痛感。

【病案赏析】 此例患者虽因饮食生冷而得,但无寒凉伤胃之胃腑症状。因属阴寒留滞,阳气被遏,故出现小腹冷痛、拒按;运化失职,饮食减少,故见时而短气、心悸、头晕等;面色萎黄,舌淡,无苔,脉象沉迟等,乃属阴寒内盛、阳气被遏之征。故针刺泻关元配烧山火,施用温阳散寒之法而收效。一般来说,施用泻法起到散邪作用,用烧山火的目的是起到温补作用,本处合用,既能散邪又能温阳,共奏温阳散寒之效。

(朱莉整理)

顾·师·点·评

腹痛的治疗重在辨证，该案
辨证准确，故取得预期效果。

顾兆军

腹痛的治疗重在辨证。该案辨证准确，故取得预期效果。

八、泄泻

医案 1

李某,男,60 岁,已婚。

主诉:腹泻 6 年。患者 6 年来腹泻反复发作,此次因半月前饮食失节出现大便日行 4～5 次,时稀时溏,便无秽臭,腹无痛胀,饮食如常,精神不振,倦怠乏力,时有头晕。身形偏瘦,面色萎黄,舌淡,苔薄白,脉虚缓。查体:腹软,无包块,肝脾肋下未及,无压痛及反跳痛。

诊断:泄泻(脾胃虚弱)。治法:健脾益气养胃。

取穴:天枢、大肠俞、中脘、脾俞、胃俞、足三里,针刺补法,灸关元、神阙 20 分钟,每日 1 次,每次留针 30 分钟。

就诊第 7 日:前一日下午针后至第七日上午 10 点钟未解大便。针穴手法同上。第 10 日:泄泻治愈。

【病案赏析】 脾主运化精微,胃为水谷之海。脾胃受病则受纳、腐熟、转输传导功能失调。该患者系脾胃素虚,复因饮食所伤,脾气不能升发,水谷不化,故便次增多,时溏时稀。久泻不已,脾胃愈虚,生化精微愈受影响,气血化源不足,则面色萎黄,身体瘦弱,神疲倦怠。面色萎黄、舌淡、苔薄白、脉虚缓等,均属脾胃虚弱之征。故补脾俞、胃俞、中脘、足三里健脾补中益胃,施用健脾益气养胃之法而收效。

医案 2

孙某,男,54 岁。

主诉:泄泻 1 月余。患者 1 个月前出现泄泻,大便日行 3～5 次,腹痛即泻,泻下急迫,粪便黄褐,臭秽异常,小便短黄,时而渴不欲饮,饮食减少。每因饮酒或饮食生冷而加重。舌苔黄腻,脉濡数。查体:腹软,无包块,肝脾肋下未及,无压痛及反跳痛。

诊断:泄泻(肠腑湿热)。治法:清利肠腑湿热。

取穴:针刺泻天枢、上巨虚、阴陵泉。隔日1次。

三诊后,泄泻减轻;五诊后,大便日行2～3次,泻下急迫及粪便臭秽明显好转,口渴欲饮;七诊后基本治愈,小便转清长;十诊痊愈。

【病案赏析】 该患者的病因病机是肠腑湿热,故泻下急迫;湿热互结,则大便不爽,夹有腹痛;湿热下注,故见粪便黄褐而臭秽,小便短黄;湿热内蕴胃腑,故而饮食减少,时而口渴,渴不欲饮;舌苔黄腻、脉濡数,为湿热内盛之征。故针刺泻大肠募穴天枢导肠腑湿热以治泻,泻大肠下合穴上巨虚以通肠和胃、导滞,泻足太阴脾经的合穴、祛湿要穴阴陵泉利水行湿,有利小便实大便之意,施用清肠腑湿热之法而收效。

医案3

周某,女,24岁,未婚。

主诉:泄泻4个月。患者4个月前因饮食所伤而得大便日行4～6次,便稀带沫,时而夹有不消化食物,腹痛即泻,泻后痛减,解便和矢气前肛门下坠胀痛,饮食生硬之品后腹痛加重。食欲不振,口不作渴,小便色黄。舌淡,苔薄黄,脉沉数。辅助检查:大便常规无异常。查体:腹软,无包块,肝脾肋下未及,腹部轻度压痛,未及反跳痛。

诊断:泄泻(食滞肠胃)。**治法:**消食导滞,通肠和胃。

取穴与效果:一诊:针刺泻天枢、足三里、上巨虚。三诊:大便次数减少,便溏不稀,便中不带沫,腹痛及肛门坠痛减轻,饮食增多。五诊:上述症状基本消失。

【病案赏析】 该患者饮食所伤,损伤肠胃,大肠传导失职,气机不畅,故腹痛、肛门坠痛,腹痛即泻,泻后痛减,饮食生硬而腹痛加重;小便色黄,苔薄黄,脉沉数等,属于内热之征。故取泻大肠募穴天枢、下合穴上巨虚和足阳明胃经的合穴足三里,施用消导肠胃积滞之法而取效。

医案4

徐某,男,24岁。

主诉:腹泻6月。患者6个月前因饮用凉水后出现腹痛下坠,泄下痛缓,粪便带白色黏液。服温肾健脾中药30多剂后症状减轻,但停药后腹泻如故。现患者大便日行4~5次,粪便带白色黏液,小腹拘急觉凉,得暖则舒,饮食生冷则腹泻加重。伴有口淡不渴,溲清尿频,身瘦形寒,畏寒肢冷,面色萎黄,舌淡,苔白,脉沉迟。查体:腹软,无包块,肝脾肋下未及,无压痛及反跳痛。

　　诊断:泄泻(脾肾阳虚)。治法:温补肾阳,健脾止泻。

　　取穴:艾灸神阙,针刺补关元配烧山火(其温热感走达整个小腹),针刺补脾俞、肾俞,天枢先少泻后多补,针后配温针灸。

　　三诊后,患者大便日行2次,不带黏液,小便减少;六诊后,精神好转,大便日行2次;七至九诊巩固疗效。

　　【病案赏析】 本例如张景岳所说的:"阳气未复,阴气极盛,命门火衰,胃关不固而生泄泻"的肾阳虚衰型泄泻。患者初因饮用凉水,脾胃不健,复因饮食所伤,伤及脾胃,肠胃功能失常而成泄泻。泄泻日久,损伤肾阳,命门火衰,火不生土,脾失温煦,运化失职,泄泻久羁不愈。故补关元配烧山火,补脾俞、肾俞以温补肾阳以益脾阳;艾灸神阙温运中阳;因夹有肠腑虚寒,故配取天枢穴先少泻后多补,针后加艾灸,温阳散寒,涩肠止泻。

　　医案5

　　丁某,女,56岁,已婚。

　　主诉:腹泻4年。患者4年前因生气出现腹泻,此后每因生气或愤怒,或情绪紧张而泄泻复发。发病时腹痛即泻,泻后则舒,矢气频频,肠鸣腹胀,饮食减少。平时易怒,善太息,脘闷食少,时而胸胁胀痛。舌质淡红,苔薄白,脉弦。查体:腹软,无包块,肝脾肋下未及,无压痛及反跳痛。

　　诊断:泄泻(肝气乘脾)。治法:抑肝扶脾。

　　取穴与效果:一诊、二诊:针刺泻太冲补阴陵泉,天枢、脾俞、足三里平补平泻。三诊:矢气减少,腹胀肠鸣减轻。四诊:腹痛泄泻明显减轻,大便次数减少,食纳增加。五诊:精神好转,泄泻治愈,大便日行1次。

【病案赏析】 此例属痛泻要方证。系暴怒伤肝,肝失条达,横逆犯脾,运化失常之泄泻证候。正如《医学准绳》中说:"忿怒伤肝,肝郁克土,皆令泄泻。"故见腹痛即泻,泻后则舒,矢气频频,肠鸣腹胀和平时易怒,善太息,胸胁胀痛等症状。腹痛即泻,泻后则舒,正是吴鹤皋所说:"泻责之脾,痛责之肝,肝责之实,脾责之虚,脾虚肝实,故令痛泻"之病机。针灸施用抑肝扶脾之法,针刺泻肝经原穴太冲,条达肝气,针补脾经的合穴阴陵泉,健脾补虚。使肝气条达,脾运得健,肠胃气机通畅,则泄泻即愈。

(朱莉整理)

顾·师·点·评

治疗过太多泄泻病例,病因复杂,与肝、脾、肾关系密切。艾灸对虚证效果显著。该案诊断、辨证、用穴准确,故取效。

顾兆军

治疗过太多泄泻病例,病因复杂,与肝、脾、肾关系密切。艾灸对虚证效果显著。该案诊断、辨证、用穴准确,故取效。

九、便秘

医案1

王某,男,66岁,已婚。

主诉:排便困难6年多,大便未解10天。患者6年前因脑梗死后出现排便困难,大便5～6日一行,质干难解,每次需辅助"开塞露"才能排便,无腹胀腹痛、恶心呕吐等。6年来经常借助药物通便。10天前至今未解大便,脐周胀满不适,矢气后稍缓解,口干喜冷饮,无恶心呕吐、胸闷胸痛等,食欲不振,夜寐差,小便正常,体重无明显变化。舌淡红,苔薄黄,脉数。查体未见异党。

诊断:中医诊断:便秘(热秘);西医诊断:① 便秘;② 脑梗死后遗症。治法:泄热导滞,润肠通便。

体针:大肠俞、天枢、支沟、上巨虚、合谷、内庭。毫针常规针刺,以泻法为主,留针30分钟,每日1次,10次为1个疗程。

二诊:经一疗程治疗后,症状有所缓解,但大便仍干燥难解,4～5日一行,继续治疗两个疗程,以巩固疗效。

患者诉经三个疗程治疗后,诸症减轻。嘱其多吃蔬果,多饮水,适量运动,调畅心情。

【病案赏析】 便秘的病位在肠,故针灸治疗以选择局部天枢、上巨虚为主穴,调理肠腑气机以通便;大肠俞是大肠的背俞穴,配合大肠的募穴天枢属于俞募配穴法,"合治内府",可以畅通大肠腑气。支沟为治疗便秘特效穴,临床疗效显著。本患者为热秘,则配合谷、内庭以泄热,而不用灸法,恐助热加重病情。

医案2

吴某,男,63岁,已婚。

主诉:排便困难4年余。患者自诉4年来无明显诱因下出现排便困难,大便3~4天一行,干结难排,成颗粒样,口干,伴乏力,平素嗜食辛辣,挑食,不爱吃蔬菜,偶自服乳果糖或借助开塞露通便,近几个月自觉药效减退,偶有耳鸣,无腹痛腹胀,无恶心呕吐,舌红,少苔,脉细。查体未见异常。

诊断:中医诊断:便秘(阴虚便秘);西医诊断:便秘。治法:养阴增液,润肠通便。

体针:大肠俞、天枢、支沟、上巨虚、三阴交、太溪、照海。毫针常规针刺,以补法为主,留针30分钟,每日1次,10次为1个疗程。嘱其注意饮食清淡,多吃水果和蔬菜,多运动,调畅情志。

二诊:经一疗程治疗后,症状有所缓解,继续治疗一疗程以巩固疗效。患者诉经上方两个疗程治疗后,诸症减轻。

【**病案赏析**】 便秘的病位在肠,近部取穴大肠俞、天枢,大肠俞为大肠的背俞穴,天枢为大肠的募穴,为俞募配穴法,两穴均主治大肠病症,配合大肠的下合穴上巨虚,共同调畅大肠腑气,增强通便作用。"大便闭结不通,照海分明在足中,更把支沟来泻动,方知妙穴有神功"(《针灸大成》),支沟、照海相配为治疗便秘的经验效穴,配合三阴交、太溪可滋阴以润燥通便。

医案3

刘某,女,54岁,已婚。

主诉:排便困难8余年,加重2月。患者10余年前无明显诱因下出现大便2~3日一行,大便秘结,排便困难,偶需借助开塞露辅助排便,2月前因劳累后加重,大便干,排便费力,努则汗出、气短,大便3~4日一行,伴倦怠乏力,纳差,寐一般,小便正常。舌淡,苔白有齿痕,脉弱。查体未见异常。

诊断:中医诊断:便秘(气虚便秘);西医诊断:便秘。治法:补气健脾,润肠通便。

体针:关元、大肠俞、支沟、脾俞、胃俞、足三里、气海。毫针常规针刺,以补法为主,留针 30 分钟,每日 1 次,10 次为 1 个疗程。

灸法:取气海、足三里、脾俞、胃俞,艾灸 20 分钟。

嘱其饮食清淡,多饮水、多运动,调畅情志。

二诊:经一疗程治疗后,症状有所缓解,但大便质干、排便困难,倦怠乏力感觉较之前有所缓解,继续治疗两个疗程以巩固疗效。患者诉经上方三个疗程治疗后,诸症减轻。

【病案赏析】 针灸治疗便秘取关元、大肠俞、支沟为主,关元与大肠俞为俞募配穴,有调畅大肠腑气通便的作用;支沟是治疗便秘的经验效穴,治疗便秘效果较好。本患者为气虚便秘,劳累后加重,且伴倦怠乏力、食欲不振等症状,应补气健脾,故选择气海、脾俞、胃俞、足三里,采用针刺补法。艾灸气海、足三里、脾俞、胃俞温补脾气。

(朱莉整理)

顾·师·点·评

针灸治疗便秘,临床效果显著,天枢、支沟、照海穴相配,天枢穴可深刺。

针灸治疗便秘临床效果显著,天枢、支沟、照海穴相配,天枢穴可深刺。

十、胁痛

医案 1

张某,女,38 岁,2018 年 11 月 5 日初诊。

主诉:右胁肋疼痛 1 月。患者于 1 月前因与家人吵架生气后而出现右胁肋疼痛,经休息、调节情志后不能缓解来我院就诊,现症:右胁肋疼痛,疼痛拒按,食欲不振,胃脘胀满,时有呕恶,夜眠一般,二便尚调。慢性病毒性乙型肝炎 20 年。查体:T:36.7 ℃,P:78 次/分,R:18 次/分,血压:115/70 mmHg。舌红,苔白,脉弦滑。辅助检查:肝功能未见明显异常;血清免疫学标记物:乙肝表面抗原(＋)、乙肝表面抗体(－)、乙肝 e 抗原(－)、乙肝 e 抗体(＋)、核心抗体(＋)。

中医诊断:胁痛(肝郁脾虚,气滞痰凝)。治法:疏肝解郁,健脾化痰。

针取:脾俞、胃俞、支沟、足三里、内关、期门、行间、膈俞、阳陵泉、太冲。

泻支沟、阳陵泉、太冲行气活络以治胁痛;肝俞、胆俞能舒肝理气;内关开中,足三里和胃;期门、行间、膈俞平肝行瘀;脾俞、胃俞为脾胃的背俞穴,可理脾和胃而祛痰湿之邪;足三里、阳陵泉调和肝胃,以平肝胃之气。

【病案赏析】 本例患者是由于生气之后导致肝失条达,疏泄失常,气机郁结,脾气不健,气滞日久,痰瘀互结,阻滞胁络,故发本病。针对这样的病机,顾师采取疏肝醒脾、行气化痰的治疗方法,针灸治疗最后取得了令人满意的疗效。

《医林绳墨》记载:"胁痛之证,当左右分而治之,左胁痛者,气与火也,右胁痛者痰与食也。"本例患者为右胁疼痛,故当属痰与食的范畴,根源是气滞日久形成痰结进而发病,所以,搞清楚了疾病的来龙去脉,自当得心应手,疗效也必然胸有成竹。

医案2

张某,男,42岁,2019年11月5日初诊。

主诉:右胁肋部疼痛10日。患者10天前与人吵架后出现右侧胁肋部疼痛,疼痛较为剧烈,时发时止,因生气加重,自行服用止痛药效果不佳,疼痛持续数秒钟,自然停止。为求治疗,今来我院。右侧胁肋部疼痛,疼痛呈针刺样,较为剧烈,不定时发作,多因体位变换诱发,持续时间数秒钟,饮食及二便无异常,夜间睡眠略差。患者5~7肋间隙疼痛,舌略黯,苔薄白而干,脉弦细。

诊断:中医诊断:胁痛气血瘀阻;西医诊断:肋间神经痛。

取穴:右侧T5~T7夹脊穴,双侧支沟、中渚、足临泣。先针双侧支沟、中渚、足临泣行提插捻转泻法,留针15分钟后起针,患者取侧卧位,针刺夹脊穴时,针尖略朝向脊柱方向,留针30分钟,每日1次。针刺治疗2次后,患者觉胁肋部疼痛发作次数减少,偶因体位变换诱发,疼痛程度减轻,几乎可以耐受。针刺6次后,患者痊愈。

【病案赏析】 肋间神经痛沿受累的肋间神经走行分布,疼痛多为针刺样、烧灼样、刀割样。疼痛剧烈,属于中医学"胁痛"范畴。胁肋部为少阳经循行所经,顾师依据循经远取动法,选取手足少阳经穴位支沟、中渚、足临泣。嘱患者配以胸廓运动,疏通经络气血运行。依据西医学肋间神经分布选取相应节段夹脊穴,活血化瘀,疏通少阳经络,气血通畅,疼痛自止。

医案3

张某,男,66岁,于2022年4月30日来院就诊。

主诉:右上腹痛反复发作4年。患者自2018年以来,经常有右上腹痛,发作时疼痛放射至右肩部。2018年共发作2次,2019年发作3次,其中有4次伴有发热、黄疸及呕吐。一般受凉及劳累后容易诱发,发作与饮食关系不明显,在某医院确诊为"慢性胆囊急性发作,胆石症"。平时经常腹胀,食欲不振,大便溏薄,睡眠不佳,曾用西药治疗4个月,不能控制发作。体格检查:身体肥胖,面色㿠白,无黄疸,右上腹轻度压痛,无反跳痛,墨菲征阳性,胆囊未触及,肝可触及边缘,苔白腻,根部淡黄,脉沉细。

诊断:慢性胆囊炎、胆石症。治法:健脾散寒,清肝化湿。

取穴:针取阳陵泉、足三里、内关、期门、行间、丰隆、胆囊穴、太冲。灸神阙、关元。先针双侧足三里行提插捻转补法,太冲、丰隆行提插捻转泻法。余穴平补平泻,针刺治疗5次后,患者觉胁肋部疼痛发作次数减少,偶因体位变换诱发,疼痛程度减轻,几乎可以耐受。针刺20次后,患者痊愈。

【**病案赏析**】 本例患者4年中胁痛反复发作,并伴发热、呕吐及黄疸系肝胆湿热之证。胁痛发作常以受凉及劳累为诱因,平时腹胀纳呆,便溏失眠,苔薄白,脉沉细,均属脾胃虚寒,湿邪寒化,中阻脾运,构成寒热错杂之证。顾师艾灸关元、神阙健脾散寒,针刺以清肝化湿,寒热兼用,攻补结合,针后第5天胁痛即见缓解,针20次左右胁痛腹胀即消失,食欲转佳。

(王栋整理)

顾·师·点·评

我常以支沟、阳陵泉、足临泣穴为主治疗胁痛患者,常起速效。该案已此穴为主,使患者满意。

十一、消渴

医案

翟某,46 岁,男性,烦渴多饮半月,伴尿频量多,头晕,口干舌燥,腰膝酸软,形体消瘦,皮肤松弛,面色无华,舌生芒刺,脉沉细数。血糖17.8 mol/L,尿糖(++++)。

诊断:消渴。证型:肺热津伤,肾阴亏虚。治法:滋阴清热,生津止渴,补肾固摄。

取穴:足三里、三阴交、曲池、脾俞、肺俞、肾俞、支沟、气海。

手法:采取轻幅度的捻转,达到酸、麻、胀、痛感觉,留针 30 分钟,每天 1 次,10 天为 1 个疗程。

中药:天花粉 50 g、生地 20 g、山萸肉 75 g、沙参 25 g、玄参 15 g、苍术 15 g、枸杞 35 g、麦冬 15 g、五味子 15 g、丹皮 15 g、石斛 25 g、王不留行籽 15 g、丹参 15 g、菟丝子 10 g、党参 15 g。

1 个疗程后血糖为 14.8 mol/L,尿糖为(++),继续针灸 2 个疗程,同时口服中药,治疗 3 个疗程,自觉症状消失,血糖 5.8 mol/L,尿糖阴性,半年后随诊,病人未复发。

【病案赏析】 糖尿病远在《内经·素问》和《灵枢》中已有记载,谓之"消渴""消瘅"。历代医家不但在症候方面有所阐述,而且对病因病机更有深刻的剖析。《金匮要略》曰:"男子消渴,小便反多,以饮一斗,小便一斗。"《外台秘要》认为:"消渴者,原其发动,此则肾虚所致,每发即小便至甜。"《千金方》谓:"消渴之人,愈与未愈,常须思虑有大痈。"糖尿病属于中医的"消渴"范畴,是以多饮、多尿、多食、形体消瘦或尿浊、尿有甜味为特征的病证,西医在治疗上普遍使用胰岛素且依赖性大,中医认为糖尿病病人在气阴两虚的基础上,久病阴损及阳,阴阳俱虚,久病入络,多有血脉的瘀阻,按摩针灸治疗可以通过疏通经络,使气血流通,阴阳调和,从而达到治疗糖尿病的目的。

消渴的发生常与禀赋不足、饮食不节、情志失调、劳欲过度等因素有关,病变脏腑主要涉及肺、胃、肾,又以肾为关键,糖尿病在中医属消渴范畴,其基本病机为阴虚燥热,阴虚为本,燥热为标,有上消、中消、下消之分,上消属肺燥,下消属肾虚,中消属胃热,肾虚、肺燥、胃热亦可同时存在。常见变证百出。

(1)肺热津亏,肾阴亏虚:取足三里、关元、三阴交、曲池、肺俞、肾俞、气海。补肺固肾为治疗根本。

(2)气滞血瘀:取井穴或十宣点刺放血,取合谷、曲池、足三里、内关。放血以去瘀生新,取阳明经以活血通络,助气血生化之源。

(3)湿热浸淫:取大椎、曲池、后溪、养老。

2型糖尿病多为中老年发病,肾气亏损为根本,故顾师取穴主要以固摄肾气为主,选肾俞穴,配以脾俞、肺俞、三阴交为主穴,以固摄肾气,培元补金。配足三里,调节脾胃,以生津液的功能。曲池配气海具有旺盛全身之机能,取气海穴主一身之气,固摄肾气。

《医学心悟》论“三消之治,不必专执本位,但滋其化源则病易全矣”。在中药治疗上,因肺为水上之源,故以清肺热、滋肺阴、润肺燥为主,以滋其化源,兼清胃热使胃火不伤肺,兼滋肾阴者,即可使相火不得中攻肾,又可利于肾之封藏约束,使精微不随尿排出,故予益气养阴、清热生津为主,中药汤剂与针灸相互结合治疗,疗效显著。

(刘晓茹整理)

顾·师·点·评

清渴以针灸治疗除针对性用穴,
应同时治疗并发症。针药结合,用穴
少而精,并注意要格消毒。

顾兆军

消渴的针灸治疗除针对性用穴,应同时治疗并发症。针药结合,用穴少而精,并注意严格消毒。

十二、胸痹

医案 1

张某,女,44 岁,2020 年 6 月 24 日初诊。

主诉:胸闷憋气 1 年余,加重 3 天。患者 1 年前因生气致胸闷憋气,长期未愈,3 天前加重。现自觉心胸满闷,气短乏力,时伴有胸痛,痛有定处,善太息,易烦躁,两胁时有胀闷不适,脘腹胀满,得嗳气或矢气则舒,病情遇情志不遂时容易诱发或加重。纳差,睡眠不佳,二便可。舌暗红,苔薄腻,脉弦细。

诊断:胸痹。治法:疏肝理气,活血通络。

取穴:膻中、内关、足三里、太冲。膻中穴针尖向下平刺,反复运针;内关穴宜用气至法导针感放射至前胸或侧胸,以上二穴均用泻法;足三里施以补法,留针至胸痛消失或明显缓解,留针期间反复间断运针;太冲平补平泻。膻中位于胸前,乃足太阳、足少阴、手太阴、手少阳、任脉等五脉之会,能宽胸利气,促经气运行,气为血帅,气行则血行,俾瘀阻得通,以治标之实;足三里为足阳明之合,善运脾健胃,助气血生化之源,可补本之虚;内关既为心包经之络,又通于阴维脉,"阴维为病苦心痛"(《难经》),宁心镇痛有殊效。太冲为肝经原穴,有疏肝理气、行气活血的功效。本型证候为本虚标实,病位在心,四穴合用,可收标本同治、化瘀祛痛之功。

【病案赏析】 胸痹的主要病机为心脉痹阻,病位在心,涉及肝、肺、脾、肾等脏。心主血脉,肺主治节,两者相互协调,气血运行自畅。心病不能推动血脉,肺气治节失司,则血行瘀滞;肝病疏泄失职,气滞血瘀;脾失健运,聚生痰浊,气血乏源;肾阴亏损,肾阳虚衰,君火失用,均可导致心脉痹阻、胸阳失旷而发胸痹。其临床主要表现为本虚标实、虚实夹杂。本虚有气虚、气阴两虚及阳气虚衰;标实有血瘀、寒凝、痰浊、气滞,且可相兼为病,如气滞血瘀、寒凝血瘀、痰瘀交阻等。本案为本虚标实,虚实夹杂之证。中医学认为肝主疏泄,怒则伤肝,患者因郁怒而伤肝,肝失疏泄,气滞胸中,导致心胸满闷,善太息,易烦躁,两胁不适。气滞则血瘀,不通则痛,血行不畅导致胸痛,痛有定处。肝气横逆犯脾又导致脾失健运而表现为纳差,脘腹胀满,得嗳气或矢气则舒。睡眠不佳,舌暗红、苔薄腻、脉弦细都为气滞血瘀、心脉痹阻之相。

医案 2

刘某,男,47 岁,2022 年 7 月 24 日初诊。

主诉:胸部疼痛 6 年之久,近 4 个月加重,疼痛呈阵发性,兼伴胸部闷胀、心慌气短、全身乏力,舌质淡红,舌苔白厚,脉象沉细,经多方治疗不效而来诊。

治法:当以宣痹通阳、活血养血为主。

取穴:心俞、巨阙、郄门。灸关元、神阙、心俞、郄门均应导出气至针感达前胸,巨阙针法同膻中。心俞、巨阙施补法,并以艾卷温灸针柄,郄门平补平泻。

心俞在背位于阳,内应于心,巨阙在胸位于阴,心之募穴,二穴合用为俞募相配,针补而复灸之,可温通心阳,疏调心气;郄门,心包经之郄穴,善宣胸痹而止心痛。灸关元、神阙温补周身阳气,应用此法,能振奋衰微之阳气,消散郁结之阴寒。

【病案赏析】 《针灸资生经·第四》曰:"心俞、膻中、通谷、巨阙、太仓、神府、郄门、曲泽、大陵主心痛。"顾师认为患者证属素体阳气不足,心脾气虚,又加终日伏案工作,缺乏运动,导致胸阳不展,气血运行不畅,时逢严冬,朔风凛凛,复感寒邪以致阴寒凝滞清旷之野,阻闭脉络而成胸痹。针灸并用以宣痹通阳、活血养血,10 次而愈。

(王栋整理)

顾·师·点·评

"痹"者不通之意，"不通则痛"。该病注意鉴别诊断，"真心痛"患者应及时针药结合，中西结合救治。

顾北军

"痹"者不通之意，"不通则痛"。该病注意鉴别诊断，"真心痛"患者应及时针药结合，中西结合救治。

十三、不寐

医案1

陈某某,女性,42岁,南京人,2016年7月12日初诊。

主诉:怀孕后至今入睡困难,易醒,近期加重。食纳、二便正常。舌淡黄,苔薄白,脉弦细。

治法:疏肝解郁,养心安神。

取穴:针取百会、神庭、印堂、神门、心俞、足三里、三阴交、太冲、申脉、照海。患者先坐位平刺心俞后,取仰卧位,先百会、神庭强刺激,使麻胀感到满布头皮,后取印堂、安眠穴、神门、心俞、足三里、三阴交、太冲、申脉、照海用毫针刺1寸,施提插捻转泻法,并配以红外线局部照射。经治疗6次后入睡困难减轻,共治疗一个疗程(10次)后偶有入睡困难,再行针刺5次诸症消失。

【病案赏析】 失眠是一种常见疾病,早在《黄帝内经》和《难经》中就有关于失眠的记载,称为"不得卧""目不瞑""不寐"等。其主要表现有入睡困难、频繁觉醒和早醒。三者可单独存在,亦可并见。失眠患者门诊就医时主诉颇多,除失眠外,还有精神恍惚、默默不言、欲卧不能卧、欲行不能行、欲食不能食、食欲时好时差,服用各种药物治疗后效果不佳,但形体上一如常人,并无显著病态。这与张仲景在《金匮要略·百合狐惑阴阳毒病脉证并治》中论述的百合病症相吻合。故顾师认为失眠可借鉴百合病之治疗,可选,百会、神庭、印堂、神门、太冲调神定志。《灵枢·口问》载:"卫气昼日行于阳,夜半则行于阴,阴者主夜,夜者主卧;阳气尽阴气盛则目瞑;阴气尽而阳气盛则寤矣。"可见人体阴阳二气和自然通应,其运动变化不仅直接受到昼夜节律的影响,同时还决定着人体的寤寐(觉醒)周期。

故入睡困难当责阴阳之离合失调,阳不入阴。穴位中选择阴跷脉、阳跷脉交会穴沟通阴阳。使阴阳离合有度,引阳入阴而能寐。有一部分失眠患者还表现为睡眠不能持续,频繁觉醒。心在五行属火,位居于上而属阳,肾在五行属水,位居于下而属阴。而心肾阴阳、水火、上下之间必须相互交通,即心火必须下降于肾使心火不亢才能保持睡眠状态。故选三阴交、足三里、心俞滋阴降火。

医案 2

何女士,48 岁。于 2021 年 10 月 8 日初诊。

主诉:失眠 1 年,加重 2 个月。2020 年 3 月开始无明显诱因下开始出现多梦,自行服用某保健品多梦稍有改善,但不能维持,未使用西药。2020 年 10 月后彻夜难眠,伴有头晕,不解乏。饮食二便如常。舌淡,脉细。

治法:补益气血、养心安神。

取穴:针取百会、神庭、印堂、神门、心俞、脾俞、足三里、三阴交、太冲。艾灸神阙、关元。患者先坐位平刺心俞、脾俞后,再取仰卧位,先百会、神庭强刺激,使麻胀感满布头皮,后取印堂、神门、足三里、三阴交、太冲用毫针刺 1 寸,施提插捻转泻法,并配以红外线局部照射。经治疗 10 次后入睡困难减轻,共治疗 2 个疗程(20 次)诸症消失。

【病案赏析】 失眠是一种常见疾病,常见症状为入睡困难、睡眠质量下降和睡眠时间减少从而发病。休息不够可能导致记忆力、注意力下降并伴有头晕等症状。在《金匮要略·血痹虚劳病》中提到"虚劳虚烦不得眠"。失眠属传统医学中"不寐"范畴,亦称"不得眠""目不瞑""不得卧"。不寐的病情轻重不一,轻者入寐困难,有寐易醒,有醒后不能再寐,亦有时寐时醒,重者整夜不能入寐。形成不寐的原因很多,但主要与心脾肝肾及阴血不足有关,其病理变化,总属阴阳失交。血之来源由水谷精微所化,上奉于心,则心得所养;受藏于肝,则肝体柔和;统摄于脾,则生化不息;调节有度,化而为精,内藏于肾,肾精上奉于心,心气下交于肾,则神志安宁。本案患者气血亏虚,心肾得不到精血滋养,伤及心肾,导致心肾不交,水火不济,顾师以艾灸益气补血,予以针刺交通心肾,针灸并用故不药而愈。

医案3

陈女士,58岁。于2022年12月8日初诊。

主诉:失眠3年,加重2个月。自2019年3月无明显诱因下出现失眠,间断出现,容易早醒,醒后不易入睡,常常因轻微声音惊醒。舌淡,苔薄白,脉弦脉细。

治法:镇惊定志,养心安神。

取穴:针取四神聪、神庭、安眠穴、印堂、神门、心俞、脾俞、胆俞、足三里、三阴交、太冲。患者先坐位平刺心俞、脾俞、胆俞,后取仰卧位,先四神聪、神庭强刺激,使麻胀感满布头皮,再取安眠穴、印堂、神门、足三里、三阴交、太冲用毫针刺1寸,施提插捻转泻法,并配以红外线局部照射。经治疗10次后入睡困难减轻,共治疗2个疗程(20次)诸症消失。

【病案赏析】 本案患者平素心虚胆怯,突遇惊恐,忤犯心神,心神动摇,气血亏损,心虚胆怯,心神失养,不能自主,故心悸不宁,善惊易恐,坐卧不安,恶闻声响;苔薄白、脉细略数或细弦为心气虚之象。顾教授认为《景岳全书》对不寐证做了精辟的分析:"不寐证虽病由不一,然唯知邪正二字尽矣。盖寐本乎阴,神其主也,神安则寐,神不安则不寐。"其所以不安者,一由邪气之扰,二由营气不足耳,有邪者多实,无邪者皆虚。又云:"无邪而不寐者,必营血之不足也,营主血,血虚则无以养心,心虚则神不守舍。"本证的病因很多,诸如情志内伤、思虑太过、房劳过度、惊恐伤肾、饮食不节等,以致气血阴阳失和,脏腑功能失调,阳不入阴,神不守舍而不得安眠。因此,治疗本病的关键在于镇惊定志,养血宁心。

针刺治疗时,四神聪为奇穴,居于头顶百会周围,对调动太阳、督脉之经气血上荣脑髓,使阳神得以潜藏入阴具有重要意义。针刺该穴,既能调整头部经气的运行,健脑安神,又有安神定志之功效,以改善大脑功能的失调状态,达到益脑安眠的作用。神门为手少阴心经原穴,主心、脑、血脉、神志疾患,有宁心安神通络功效。足三里为足阳明胃经之要穴,有理脾胃、调气血、补虚弱之功,可以调节人体的气血,潜阳安神,使心神得养。安眠为经外奇穴,针刺之能调整阴阳,镇静安神。照海为足少阴肾经之穴位,补此穴可以益水生阴,滋阴安神。

(王栋整理)

顾·师·点·评

针刺治疗失眠效果优于西药,治疗时间在下午更好,辨证重点在心、肾。该病例陈女士证穴得当,故有效。

十四、郁证

医案 1

张某,男,32 岁。2010 年 5 月 25 日初诊。

主诉:反复情绪低落 1 年余。患者 2010 年 5 月 25 日因反复情绪低落到南京脑科医院住院治疗,诊断为"抑郁症",入院后给予奋乃静、赛乐特、瑞米隆等药治疗,症状稍有缓解,出院后一上班症状又有反复。近两个月来因工作上的事情而致情绪低落,敏感多疑,失眠,每晚约睡 3~4 小时,梦多易醒,寐后汗出,睡醒汗即止,醒后常发现全身湿透。来我院求治时症见:神清,精神稍倦怠,情绪低落,头麻木不适,口干,咽中如有物梗,心烦,寐差梦多盗汗,纳差,大便秘结,两日一行,小便黄。察其:舌红,苔薄黄腻,诊脉弦细。

诊断:郁证(肝郁气滞,气阴两虚)。患者因工作关系长期心情抑郁,使肝失条达,气机郁滞,郁久化火,伤阴耗气,故可见倦怠、心烦、失眠盗汗、舌红苔薄黄腻等症状。

治法:疏肝理气,养心安神,滋阴敛汗。

针灸处方:主穴取膻中、期门、气海、内关、足三里、三阴交、复溜、太冲。配穴取神门、申脉、照海。

患者肝失疏泄,气机不畅,木郁侮土,致脾失健运,气血生化无力,心失所养,故出现上述症状,经过疏肝理气、养心安神、敛汗等针刺调养症状明显好转。经针刺 3 个疗程(10 次一个疗程)痊愈。

【病案赏析】 此患者因工作关系,影响情绪,使肝失疏泄,气机不畅,木郁侮土,致脾失健运,气血生化无力,心失所养,故出现上述症状,顾师从心、肝辨治,上方太冲、内关、膻中、期门、足三里中,三阴交柔肝、疏肝理气;神门、申脉、照海养心安神;气海、复溜、三阴交等滋阴敛汗,全方共凑疏肝理气、养心安神、滋阴敛汗之功效。

医案 2

郭某,女,17 岁,于 2014 年 11 月 24 日初诊。

主诉:(其母代述)不能入睡,四肢僵硬 3 月余。

现病史:患者 3 个月前因学习压力大导致失眠,曾在某门诊口服抗精神病药治疗,导致其目光呆滞、神情淡漠,多睡但不实,不欲食。其母予以停药,后出现全身僵硬、口不能张,不能言,不能行走,夜不能寐。经人介绍至我处求治。

患者来诊时由两人扶入诊室,不能站立,面色黄,目光呆滞,口不能张,伸舌不能,伸舌体颤动,双手僵硬如爪状,舌质淡,苔白略腻,边有齿痕,脉细数。

诊断:郁证。

辨证:气虚痰阻,心神失养。

治法:豁痰开窍、宁心安神。

处方:百会、四神聪、前顶、囟会、神庭、印堂、头六针、太阳、内关、神门、大陵、合谷、三阴交、太溪、太冲、足三里。

操作:初期治疗予浅刺,每次留针 10 分钟。

第二疗程:治疗 2 周,患者睡眠安,可简单交流,吐字不清,一人搀扶行走,四肢仍僵硬,目光较前有神,停服艾司唑仑,继续针灸治疗。针灸在本方案上加中气法以培补后天。每次留针 25 分钟,继治疗 1 月。

第三疗程:患者可自己行走,可自述病情,表情仍呆滞,四肢活动不灵活,可自己穿脱衣服,纳食佳、睡眠安。治疗仍以上法。

第四疗程:自行步入诊室,表情自如,纳食佳,病告痊愈。

随访半年无复发。

【病案赏析】 患者系在校学生,因学习压力大导致失眠,本应给予疏导安慰,却被误治给予精神类药物治疗。又因突然断药导致其目光呆滞、神情淡漠、全身僵硬、夜不能寐等一系列症状。患者源于精神压力大而起,面色黄,舌质淡,苔白腻,边有齿痕,为气血不足、痰湿淤阻的表现。"百病皆由痰作祟""怪病多痰",痰阻于经络,痰迷心窍。所以顾师诊治此病以豁痰开窍为切入点。结合患者气血不足之状,诊断为气虚痰阻,心神失养。脾为生痰之源,肺为储痰之器。治痰先健脾,脾健痰自消。采用中气法健脾化痰,和中消导。以百会、四神聪、前顶、囟会、神庭、印堂、头六针、太阳、内关、神门等醒神开窍,安神定志。加以心理安慰,促使患者神智安定,平心静气,配合治疗。

医案 3

李某,女,38 岁,于 2016 年 3 月 22 日初诊。

主诉:心境低落伴失眠消瘦 6 月余。

现病史:患者诉半年前因与丈夫吵架后出现心境低落,郁闷,无精打采,疲乏无力,纳呆,入睡困难,梦多,夜间易醒,甚至整天几乎不能合眼,每天睡眠时间约 1 小时,体重逐月下降,半年来体重已经下降 20 斤,善太息,胸腹部满闷,便溏。多次就医,各种检查均未发现器质性疾病。现患者:闷闷不乐,言语少而迟钝,唉声叹气,心烦着急,胁胀,不欲饮食,寐差,纳呆,乏力,便溏,舌质淡,苔薄白,脉弦细。

诊断:郁证。

辨证:肝郁气滞,心脾两虚。

治法:疏肝理气,解郁健脾。

处方:中气法、百会、上星、印堂、头六针、太阳、膻中、内关、神门、太冲。

操作:上穴平补平泻法,留针 30 分钟,每日 1 次。

按:患者在和丈夫吵架后出现精神抑郁伴失眠纳呆,且呈持续性加重状态,体重下降明显,为肝郁气滞,肝脾不和,心脾两虚。中气法穴取上脘、中脘、建里、下脘、天枢、水分、气海。和中解郁、升清降浊。配合百会、上星、印堂、头六针、太阳、膻中、内关、神门、太冲,安神定志,镇静安神,共奏疏肝理气、解郁健脾宁神之功。

【病案赏析】 郁证的发生一则与患者本人的体质、承受能力有关,一则与外界事件刺激的程度、持续时间有关。往往患病人群认真、固执、心气高、易走极端。顾师指出应在治疗同时予以心理疏导,鼓励培养爱好,户外活动。

（王栋整理）

顾·师·点·评

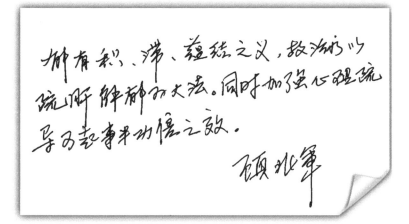

郁有积、滞、蕴结之义,故治疗以疏肝解郁为大法。同时加强心理疏导可起事半功倍之效。

十五、淋证

常某,女,54岁,初诊日期2022年8月。

主诉:尿频尿急1年。患者1年前无明显诱因下出现尿频尿急,日均50次,伴尿痛、排尿困难及尿不尽感,多次于医药就诊,查尿常规及泌尿彩超未见明显异常,2021年12月8日行"经尿道腺性膀胱炎等离子切除术+经尿道膀胱颈等离子切除术",术后症状无明显改善;查膀胱残余尿量300 mL。2022年4月于外院行"膀胱内灌注西施秦"治疗;2022年5月10日于外院诊断"膀胱炎、膀胱颈梗阻",考虑为心理因素所致膀胱过度活动症,予以阿米替林及米拉贝隆对症处理。来诊时患者神情焦虑,十分痛苦。舌淡红,苔薄白,脉细。

诊断:淋证(证属劳淋)。

取穴:腹三针、三阴交、阴陵泉、足三里。腹三针用补法,三阴交、足三里、阴陵泉平补平泻。

针刺1次后,诉白天小便次数明显减少,夜间仍较频繁;针刺3次后,诉夜间小便次数减少;期间病情有所反复,完成12次治疗,复查膀胱残余尿量60 mL,症状明显好转,偶有夜间起夜3~4次。目前患者情绪较稳定,对治疗有信心。

【病案赏析】 该患者女性,年过半百,"女子七七任脉虚,太冲脉衰少,天癸竭",本就肝肾亏虚,复又手术,元气大伤,肾气受损加剧,膀胱气化不能,肾与膀胱固摄、排泄功能失调,故出现尿频尿急,为劳淋,治疗当补肾气、固膀胱。阴陵泉属足太阴脾经,可调节水道,清利湿热;三阴交也属于足太阴脾经,可健脾和胃,调补肝肾;足三里为足阳明胃经合穴,可调和脾胃,补益气血;腹三针为顾师自创取穴,顾名思义"腹三针"与人体的腹部有联系,这里的"腹"指小腹部。脐以下为"小腹",也称"下腹",位于肚脐与耻骨联合以上的部位。此部位包含人体多个器官(消化系统、泌尿系统、女性生殖系统)。

小腹部属人体下焦。下焦为中医藏象理论中的三焦之一,包括小肠、大肠、直肠、肝、肾、膀胱,其中肝脏,部位在中焦,功能属下焦。

腹三针与经络相关,与任脉、带脉、足少阴肾经、足太阴脾经、足厥阴肝经、足阳明胃经、足少阳胆经相关。

腧穴所在,主治所在。任脉 6 个穴位:曲骨、中极、关元、石门、气海、神阙;带脉,起自季胁,环绕腰腹;足少阴肾经 6 个穴位:横骨、大赫、气穴、四满、中注、肓俞;足太阴脾经 4 个穴位:冲门、府舍、腹结、大横;足阳明胃经 6 个穴位:天枢、外陵、大巨、水道、归来、气冲;足少阳胆经 3 个穴位:带脉、五枢、维道;肝经,环绕阴部,至小腹。

腹三针形成思路:见到临床上大小便失禁患者长期苦不堪言,受到"气海透关元"传统刺法启迪,顾师经过临床多种尝试、总结,发现在于中极穴处取得最适宜患者病情的刺激量。

定位:第一针:以气海穴(肚脐下 1.5 寸)作为第一进针点,平刺直透关元穴(肚脐下 3 寸),两穴中间隔石门穴。如果从气海直接到中极穴,中间间隔石门、关元穴,从气海到中极 2.5 寸,用三寸针,针根留 0.5 寸,正好直达中极穴。气海穴,又名脖胦,出自《灵枢·九针十二原》,其云:"肓之原,出于脖胦。"马莳《灵枢注证发微·九针十二原》曰:"一名下气海,一名下肓,脐下一寸半宛宛中。男子生气之海。"所谓肓者,为脐下腹腔内空隙之处。而肓之原在脐下,亦名肓原,其始源,当位于脐下一寸五分,即脖胦,亦名气海脖胦,脖,脖子也。胦,中央也。脖胦名意指任脉气血在此循腹正中线而行。下肓,下,下部也;肓,心下肓膜也,此指穴内物质为脂类物质。此意指任脉气血中的膏脂之物在此随水气的胀散而输向人体各部。"气海"义为诸气汇聚之处,故有补气、调气之功,本穴位居下焦"丹田"部位,主要对肝、脾、肾三脏之气亏虚和真气不足所产生的气虚具有一定的治疗作用。《铜人腧穴针灸图经》载气海主治"脏气虚惫,真气不足,一切气疾久不瘥",本穴多主治与气虚有关的病证。中极穴出自《素问·骨空论》。别名玉泉、气原。"中",即中点;"极",即尽头处。隶属于任脉。为任脉与足三阴经之会,膀胱经经气汇聚之募穴。本穴内应胞宫、精室,具有调理下焦、通利膀胱、温肾助阳、调经止带的功效,是男女生殖系统疾病的常用穴。

第二、第三针,取平气海穴,取髂前上棘与气海穴的连线中点,向中极方向平刺入(约 2.5 寸)配穴:百会、足三里、阴陵泉、蠡沟、三阴交、水泉、太冲、列缺。

机理:主要为补气、提气,振奋人体阳气功能,特别是提升元气、肾气的功能。

禁忌证:腹三针的刺激部位是腹部,因此,一切原因不明的急腹症均为禁忌证,以免引起误诊。此外,急性腹膜炎、肝脾肿大引起的脐静脉曲张、腹腔内部肿瘤并广泛转移、怀孕妇女大月份孕期均为禁忌证;对于长期慢性病而致体质衰弱的病人,在施术时亦需谨慎处之。不可直刺,以免损伤实质性脏器;治疗前应嘱咐患者排空膀胱,以免刺伤膀胱;女性患者月经期间尽量避免针刺,月经结束后几天,由于血小板数量偏低,容易引起针刺处瘀斑,应当与患者做好沟通说明。

医案 2

许某,男 60 岁,初诊日期:2022 年 10 月。

主诉:发现肉眼血尿伴尿痛 2 天。

患者 2 天前无明显诱因下出现肉眼血尿,尿色淡红,伴有尿痛,时有腰腹隐痛,神疲乏力,查体见肾区叩击痛阳性,舌淡红,脉细数。查泌尿系彩超提示:右肾多发结石,右输尿管上段伴结石,肾盂积水。尿常规:白细胞++,隐血 3+,红细胞 1393 个/μL,白细胞 60 个/μL。

诊断:淋证-血淋、石淋,治疗针药结合。

针刺取穴:腹三针、肾俞、大肠俞、膀胱俞、委中。

其中腹三针针后俯卧位,再针其他穴位,腰腹隐痛,取平补平泻。中药以补肾益气、利尿排石、凉血止血为主,处方如下:

炒白术 10 g　　人参 10 g　　　　　当归 10 g　　续断 10 g

桑寄生 10 g　　车前子 10 g(包煎)　　栀子 10 g　　萹蓄 10 g

茯苓 10 g　　泽泻 10 g　　　　　　鸡内金 10 g　金钱草 15 g

大蓟 10 g　　小蓟 10 g

7 付,水煎服,日 1 剂,早晚分服。

第三日复诊患者腰腹痛消除,尿液转清。

【病案赏析】　顾师临床习惯于针药结合,针刺与中药口服相辅相成,针刺取腹三针补肾益气,膀胱经穴肾俞、大肠俞、膀胱俞、委中通调膀胱气机,补肾填精,又可以通络止痛。方剂中人参、白术益气补虚,当归活血养血,亦为补虚之品,续断、寄生补益肝肾,车前子、萹蓄、茯苓、泽泻利水渗湿,栀子清热利湿,金钱草、鸡内金排石消积,大蓟、小蓟通淋止血。全方标本兼治,补泻有道。

（孙洁静整理）

顾·师·点·评

通过临床病例证明,我的腹部三穴(简称"腹三针")在治疗小便淋沥方面效果显著。

顾水军

通过临床病例证明,我的腹部三穴(简称"腹三针")在治疗小便淋沥方面效果显著。

十六、癃闭

医案 1

刘某,男,40 岁,2022 年 10 月 30 日初诊。

主诉:术后排尿困难 2 小时。

患者 2022 年 10 月 29 日因"反复大便带血 1 周"入住江苏省第二中医院肛肠科,排除手术禁忌,于 2022 年 10 月 30 日上午行"混合痔外包内扎术",术后安返病房,抗生素预防感染,至下午 14 时患者欲解小便,如厕后解不出,后予热敷、听水流声皆无法解出小便,患者拒绝导尿,肛肠科请顾主任急会诊。

刻下:患者急性面容痛苦,小腹稍膨隆,膀胱叩诊浊音,舌淡红,苔薄白,脉弦。

诊断:癃闭。立即针刺治疗,患者取侧卧位,取八髎穴、腰俞穴,泻法,取三寸针,捻转使有放电感,20 分钟后起针,患者如厕,顺利解出小便,如释重负。

【病案赏析】 癃闭,又称:小便不通。是以排尿困难,甚则小便闭塞不通为主症的疾患。癃,指小便不畅,点滴而下,尿液潴留膀胱,小腹充盈隆起;闭,指小便闭塞,点滴不出。虚证:多因年老体弱,肾阳不足,命门火衰,致使膀胱气化无权,而尿不能排出;或久病体弱,中气不足,膀胱传送无力,尿液难以排出,潴留于膀胱所致。实证:中焦湿热移注膀胱,阻遏膀胱气化;或因跌打外伤,以及下腹部手术引起的瘀血凝滞;或肿块砂石压迫阻塞尿路,小便难以排出,而形成癃闭。该患者因手术后引起气机阻滞,膀胱气化不利,小便点滴不出,此为急症,取八髎穴、腰俞穴,患者便解出小便,效果显著。腰俞穴位于人体骶部,当后正中线上,适对骶管裂孔。督脉穴,可调节膀胱肠腑气机,取穴时一般采用俯卧姿势,腰俞穴位于腰部,臀沟分开处即是。解剖位置:在骶后韧带、腰背筋膜中;有骶中动、静脉后支,棘突间静脉丛;布有尾神经分支。上髎、次髎、中髎、下髎位于腰骶部,属足太阳膀胱经,与足三阴及足少阳、督脉关系密切,有强腰壮肾、调补冲任、调经理气等作用。从解剖结构来看,次髎、中髎、下髎是骶神经的通过之处,是第2、3、4骶神经中的副交感神经经过之处,支配盆腔脏器的排便、排尿、性功能等作用。针刺八髎穴至少需要75 mm长的针灸针,八髎穴位于骶后孔,只有深刺针入骶后孔深部才能刺激骶神经。通过刺激骶神经,从而影响膀胱、尿道括约肌及骶神经支配效应器行为,发挥神经调节的作用。顾师经常运用八髎穴治疗盆底相关疾病,经常会联合腹三针。

医案2

患者,蒋某,女,60岁,2022年1月23日初诊。

主诉:术后尿潴留半年余。

患者半年前因子宫脱垂至当地妇保医院就诊,后行"经阴道子宫切除术",术后拔除导尿管后出现小便不能自解,腹压增大时有小便不自主排出症状,残余尿检测最大残余尿量140 mL,尿流动力学提示:压力性尿失禁、排尿期逼尿肌收缩力偏弱,膀胱出口可疑梗阻。经盆底电刺激及药物辅助治疗后好转,每次自解100～120 mL,残余尿量70～80 mL,排尿3～4次/日,不敢饮水。以致大便干结难解。期间症状反复。

刻下:乏力,小便不能完全自解,咳嗽后漏尿明显,小便2～3次/日,大便干,睡眠欠安。

查体:生命体征稳定,一般查体无殊。四肢肌力、肌张力、腱反射、病理征均正常,右侧感觉关键点:S3、S4、S5轻触觉、针刺觉减退,深感觉正常,肛门深压觉、位置觉正常,肛门收缩正常,1小时尿垫试验24 g。舌淡红,苔薄白,脉细。

诊断:癃闭,肾气亏虚证。

取穴:腹三针、八髎穴、足三里、三阴交。腹三针补法,八髎穴泻法,足三里、三阴交补法。经5次治疗,患者可自行解小便,且压力性尿失禁也消失了,大便恢复正常。

【病案赏析】 该病案是腹三针与八髎穴结合的经典案例之一,该患者术后病史,且年老体衰,肾气不足,病程迁延,逐渐肾失气化,膀胱开合失司。治疗当补肾利膀胱,腹三针结合八髎穴为前后配穴,两者皆可补肾益气,疏利膀胱,其中足三里、三阴交为表里经配穴,可补益气血,调和脾胃,脾胃为后天之本,气血生化之源,补先天同时顾护后天脾胃。该患者还出现了压力性尿失禁及便秘也治愈情况,因刺激骶神经刺影响膀胱、尿道、直肠肛门括约肌活动,且良性调节。

(孙洁静整理)

顾·师·点·评

我用腹三针十八髎穴治疗小便癃闭、淋证等小便方面疾病,屡治屡验,效果十分理想。

十七、阳痿

医案1

孙某,男,30岁,农民。2022年3月初诊。

主诉:阳痿不举5年。

患者少年误犯手淫,婚后常双侧睾丸肿痛,牵及少腹,会阴、肛门灼热疼痛,阴茎时有射精之意。5年来患者同房时阳痿不举,伴有烦躁,头晕目眩,夜寐不宁,梦多,午后困乏无力,小便短黄,舌质红,苔薄白,脉细数。

诊断:阳痿,证属阴虚火旺证,治以滋阴降火。

取穴:针刺取肾俞、腰阳关、八髎穴、太溪,俯卧位,其中八髎穴取三寸针全部刺入骶后孔中,以刺激放点感为宜,隔日针1次,每次留针30分钟。中药以知柏地黄丸加减。处方如下:

知母15 g	黄柏15 g	山萸肉10 g	丹皮10 g
泽泻10 g	生熟地各15 g	茯苓10 g	天冬10 g
山药10 g	地骨皮10 g	酸枣仁10 g	

每日一剂,早晚分服,1月后,诸症基本痊愈,嘱其继服六味地黄丸。

【病案赏析】 患者少年手淫,肾阴亏耗,宗筋失养故阳痿,阴虚火旺,则睾丸肿痛,会阴肛门灼热疼痛,肾水不能制约心火,故心火亢盛,心烦、失眠。结合舌脉为阴虚火旺证,针灸取足太阳膀胱经穴及足少阴肾经为主,肾俞为肾经背俞穴,可益肾填精;腰阳关取阳中求阴;八髎穴补肾益气固腰,通过刺激骶神经而刺激阴部神经促使阴茎兴奋勃起,顾师治疗阳痿常用腧穴;太溪为足少阴肾经原穴,"五脏有疾当取之十二原",取太溪可滋水补肾。诸穴相伍补肾益肾,疏经通络。中药选知柏地黄丸打底,为治肾阴虚火旺常用方剂,方中生熟地滋肾阴,益精髓,山萸肉补肾益肝,山药补脾益肾,天冬养阴益肾,茯苓、泽泻泄肾降浊,知母、黄柏清命门虚火,丹皮、地骨皮清虚热、除烦,酸枣仁养心安神。临床常见肾阴虚证阳痿,若未化热,顾师常用左归丸合龟鹿二仙胶,佐以温阳药是在阳中引阴。若肾阴虚兼见肝阴虚,见胁痛、易怒、目干涩等,可用枸菊地黄汤加减滋补肝阴。

医案2

高某,男,36岁,已婚,2023年4月4日初诊。

主诉:阳痿不举4个月。患者4个月前患新冠肺炎,经抗病毒、抗感染、止咳平喘等处理治疗,肺部炎症消退,但遗留干咳,乏力,后同房发现阳痿不举,曾服过补肾壮阳的中成药和汤药,无明显好转,因而心情郁闷。就诊时见形体消瘦,时有咳嗽,干咳无痰,口干欲饮,咽喉不利,喉中如有炙脔,心烦眠差,舌红,苔薄黄少津,脉细数。

诊断:阳痿,证属肺热津伤。治宜以清肺养阴生津,针刺选肺俞、肾俞、八髎穴、太溪,针刺手法为补法。中药方用沙参麦冬汤加减:沙参15 g,麦冬10 g,玉竹10 g,天花粉30 g,桔梗10 g,百合10 g,合欢皮10 g,酸枣仁10 g,白芍15 g,蜈蚣2条,法半夏10 g。14剂,每日1剂,水煎,早晚分服。暂禁房事。

2周后干咳、口渴等肺津不足之症明显减轻,阴茎时有勃动,上方加生地15 g、枸杞10 g、山萸肉10 g,加强补肾之功,1个月后痊愈。

【病案赏析】 本案为湿热邪毒耗伤肺津,清肃失令,宗筋失养。外加患者服用壮阳之品,使阴津更损,肺叶受损更重,肺阴虚损,故干咳无痰,口干,热扰心神故失眠,患者心情郁闷,气机不调,痰粗喉间,如有炙脔,治疗当肺肾同补。肺俞、肾俞补肺益肾,金水相生,太溪养阴生津,八髎穴补肾益气,疏调经气,整个处方简单而又全面。方中沙参、麦冬、玉竹、天花粉养阴生津,百合、合欢皮疏肝解郁,桔梗止咳,白芍柔肝敛阴,防水不涵木,法半夏化痰散结,酸枣仁养心安神,蜈蚣为治阳痿要药,可搜风通络。顾师常告诫我们,临床不可一见阳痿,就投补肝肾暖命门之药,凡年轻体壮者多见湿热蕴结之象。多因喜食肥甘厚味,酗酒不止甚或感受外邪愈久化热而阳痿,湿热蕴结,阻滞气机,即"湿热不攘,大筋软短,小筋弛长,软短为拘,弛长为萎",故临床诊治当辨证论治。

(孙洁静整理)

顾·师·点·评

阳痿针刺取穴前后腧穴可交替使用,中药以补肾降火,祛湿除烦为法。该案孙某、高某辨证、用药、用穴准确,故取效。

十八、头痛

医案 1

刘某,男,40岁,医院保安,因头痛间断发作5年,加重1周初诊。

主诉:患者5年前无明显诱因下出现头痛,测血压偏高,予服用降压药物后血压平稳,头痛亦未发作。半年前患者出现失眠,需服安眠药入睡,头痛复发,血压尚平稳,头痛时轻时重,未就诊。1周前患者头痛加重,休息后未见减轻,故来求治。初诊见患者两侧头部、前额及眉棱骨处胀痛,伴眩晕、耳鸣,失眠多梦,夜间易醒,两胸膺痛,食欲不振,时有胃脘部胀痛,口干口苦。舌苔薄黄,脉弦数。辨证属肝阳型头痛。治以平肝潜阳、通络止痛。

取穴:百会、太阳、风池、太冲、神门,施以毫针泻法,5次为一个疗程,每次留针30分钟。三次后头痛眩晕减轻;一个疗程后失眠明显好转,不服安眠药每夜能入寐7个小时左右,2个疗程后失眠、头晕治愈,头痛较微;3个疗程后头痛治愈。

【病案赏析】 头痛的辨证,应结合头痛的性质、时间、特点、部位和伴随症状,辨别虚、实、寒、热、气、血的不同,辨证施治。顾师认为仅采用头痛针头是不够全面的。外感头痛,一般发病较急,痛势较剧,多表现为掣痛、跳痛、灼痛、胀痛、重痛,发无休止,多属实证,治法以祛邪为主。内伤头痛,一般起病较缓,多表现为隐痛、空痛、昏痛、痛势悠久,疲劳则痛,时发时止,多属虚证,治法以补虚为主。虚证头痛,临床以本虚标实较为多见,标实者注意患野取穴佐以通络止痛。虚证头痛,患野取穴慎用补法;标实者患野取穴,更不可施用补法。本例辨证为肝阳头痛,故针泻肝经的原穴太冲,平肝潜阳息风;针泻巅顶部的百会穴,针泻足少阳经后项部的风池穴,熄风而兼通络止痛;配泻两颞部的太阳穴,共奏平肝潜阳息风通络止痛之效,加用神门清心安神。

医案2

张某某,女,65 岁,退休职工。因头痛连绵 1 年余初诊。

主诉:患者 1 年前突发头痛,呈隐痛不断状,伴头晕,经常感到头脑空痛如束,不能转侧,耳鸣如蝉,时轻时重,腰膝酸软。双手指及左下肢麻木。食纳呆,二便调,神疲力弱,少言少语,舌苔白,脉沉细。辨证属肾气虚亏,髓海不足,脑失濡养。

治法:补肾添精,充髓活络。

取穴:百会、神庭、关元。均以毫针刺法,施以捻转补法,诸穴针灸并施,每次针 30 分钟,灸 20 分钟,隔日治疗 1 次。初诊治疗后即感头痛减轻,头脑有清醒之感,二诊后病人诉头痛基本消失,头脑内有充实感。经治 10 余次,诸症消失,临床告愈。

【病案赏析】 "头为诸阳之会",手足三阳共 6 条经脉与督脉会于百会穴。督脉具有振奋阳气、调整肾脏之作用。应用百会加灸以升阳健脑。益肾充髓。神庭亦为督脉之穴,为神气集聚之地,常与百会相伍,以醒神、安神、升阳益气为效。关元为经脉之穴,主一身之阴,善补肾添髓,施灸法以鼓舞阳气,阳气充盛,髓脑得养,头痛则止。此例为脏腑气血虚弱为本、头痛为标之症,故以补正之法取效。

医案3

陈某,女,65 岁,因头痛间歇发作 1 年初诊。

主诉:患者 1 年前吹风后开始头痛,即起为双侧太阳穴处疼痛,后觉后枕部疼痛,曾在外院做头 CT、MRI 均未见异常,脑电图示中度广泛异常。半年后又出现头痛剧烈,以后枕部明显,在某医院做腰穿未见异常,昨日上午又出现疼痛,夜晚 10 点多疼痛发作剧烈,纳差、眠可、二便调。舌黯红,苔白,脉细涩。

辨证:气滞血瘀,清窍失养。

治法:行气活血,通经开窍。

取穴:百会、神庭、本神、申脉、照海、合谷、太冲。毫针刺法,平补平泻,每次留针30分钟。经10次治疗,临床症状消失。

【病案赏析】 疼痛的发生与心密切相关,"心者,君主之官","心寂则痛微,心燥则痛甚,百端之起,皆自心生",可见疼痛的产生和缓解都与心相关,而"心主神志",神藏于心,神又能导气,气畅则脉通,通则不痛。《灵枢》中提到:"凡刺之法,先必本于神",调神能够安神定志而止痛,故选取百会、神庭、本神、申脉、照海通络调神;合谷、太冲开四关调气血、通经络止痛。

顾师认为针灸临床多见内伤头痛,多因久治无效前来求治的。从辨证来分,本病有风寒、风热、风湿、肝阳、肾虚、气虚、血虚、气血亏虚、痰浊、瘀血和胃火头痛等证型。从疼痛部位来分,有太阳头痛、阳明头痛、少阳头痛和厥阴头痛之别。头痛的辨证,应结合头痛的性质、时间、特点、部位和伴随症状,辨别虚、实、寒、热、气、血的不同,分别证型,进行施治。仅采用头痛针头是不够全面的。外感头痛,一般发病较急,痛势较剧,多表现为掣痛、跳痛、灼痛、胀痛、重痛,发无休止,多属实证,治法以祛邪为主。内伤头痛,一般起病较缓,多表现为隐痛、空痛、昏痛、痛势悠久,疲劳则痛,时发时止,多属虚证,治法以补虚为主。虚证头痛,临床以本虚标实较为多见,标实者注意患野取穴佐以通络止痛。虚证头痛,患野取穴慎用补法;标实者患野取穴,更不可施用补法。头为诸阳之会,手足三阳经脉循行于头,厥阴经脉上会巅顶。大抵太阳头痛,多在后头部,下连于项;阳明头痛,多在前额及眉棱骨等处;少阳头痛,多在侧头部,连及于耳;厥阴头痛,痛在巅顶,或连于目系。临床可根据疼痛部位,参照经络分布,循经取穴和患野取穴并施。

其他:

(1)下针之前需明确诊断:有些病可以针灸,有些则不宜针灸。如高血压头痛、失眠引起的头痛、血管神经性头痛,针灸有很好的疗效。但如各种炎症引起的头痛必须先治疗原发病。

(2)辨经取穴加经验用穴:前额痛取阳明经,后头痛取太阳经,偏侧痛取少阳经,巅顶痛取厥阴痛经。不管哪一经的头痛都可取印堂、合谷、足三里、太冲。

（3）实证头痛:可在大椎穴、太阳穴刺血。

（4）虚症头痛:饥饿时不可针灸。

（杨永超整理）

顾·师·点·评

头痛病因复杂,必须明确诊断,辨明证候。"虚则补之","盛则泻之","菀陈则除之",必须牢记。

十九、眩晕

医案1

朱某,女,66岁,退休职工,因"头晕反复发作半年,再发半月"初诊。

主诉:患者近半年来反复出现头晕眼花,动则加剧、眩晕欲倒,心慌气短,伴腹泻,食少纳呆,神疲乏力,面色苍白,每次发作时于外院就诊,予西药口服止晕,症状能够缓解。半月前患者头晕再发,症状基本同前,服用药物后症状不能缓解。初诊见患者舌淡,脉象细弱。

辨证:属眩晕(气血亏虚)。

治法:健脾和胃、补益气血。

取穴:足三里、阴陵泉、合谷、三阴交、气海、关元,每次留针30分钟,5次为一个疗程。二诊后,患者泄泻减轻;一个疗程后,患者头晕目眩和心慌气短好转;2个疗程后患者头晕基本治愈。3个月后随访,患者告知眩晕在治疗结束后未再发作。

【病案赏析】 本例系脾胃运化失常,气血生化乏源,以致气血亏虚,而引起眩晕。"无虚不作眩,当以虚为主",其神疲气短,面色苍白,发色不泽,舌淡,脉象细弱等,属于气血亏虚之征。故选用足三里、阴陵泉健脾祛湿,脾胃纳运正常,气血旺盛,有利眩晕的病愈,再加合谷、三阴交、气海、关元补益气血,以促旺盛气血,使眩晕及伴见亏虚症状得愈。

医案2

吴某,女,35岁,自由职业,因眩晕3天初诊。

主诉:患者3天前晨起时,自觉头晕目眩,下床站立如立舟中,不能站稳,感觉天旋地转,耳内鸣响,胃部不适,恶心反酸,大便3日未解。舌淡,舌苔白滑,脉象沉缓略弦。

辨证:属眩晕(肝阳上亢)。

治法:平肝熄风、温胃和中。

取穴:针泻太冲,灸中脘、上脘。每日针灸1次。初诊后,患者眩晕及恶心反酸明显减轻;三诊痊愈。

【病案赏析】 本例为肝阳上亢,风阳上扰,上冒巅顶,引动胃气上逆,而见眩晕证候,故针泻太冲以平肝熄风,灸中脘、上脘以温胃散寒、和中降逆,针灸并用而收效。眩晕中医的病因,归纳起来,不外风、痰、火、虚4种。本病临床常见的有肝阳上亢、气血亏虚、肾精亏虚和痰浊中阻等证型。肝阳上亢型,兼见头痛且胀,郁怒则眩晕、头痛加重,脉多见弦。偏于肾阴不足者,兼见腰膝酸软,咽干,舌红,脉弦细数。气血两虚型,兼见心悸少寐,面色少华,舌淡,脉象细弱。若因脾胃虚弱,化源不足引起者,必兼有纳运失职症状。肾精亏虚型,兼见腰膝酸软,健忘。偏于阳虚者,兼有四肢不温,舌淡,脉象沉细;偏于阴虚者,兼有五心烦热,舌红,脉象弦细。痰浊中阻型,兼见头重头懵,恶心呕吐,舌苔白腻,脉象濡滑。偏于痰火上扰者,兼有头目胀痛,心烦而悸,舌苔黄腻,脉象弦滑或滑数等。

针灸对本病有一定的效果,顾师指出不论是真性眩晕或一般性眩晕,经用针灸治疗,都有不同程度的治愈或改善。但有器质性病变者,疗效比较短暂,必得去除致病原因后,疗效方能巩固。

(杨永超整理)

顾·师·点·评

眩晕的基本病机是风、火、痰、瘀扰乱清窍或气血亏虚,脑髓失养所致。该病案对证用穴,故取效。

二十、中风

医案 1

李某某,男,68岁,已婚,南京人,因言语謇涩、偏身麻木无力2个月初诊。

主诉:患者2月前晚间休息时无明显诱因下出现右侧偏身麻木、肢体无力,右手握拳无力,不能持物,右下肢屈伸动作僵硬,行走痿软,言语含糊不清,家属急送至我院就诊,入住脑病科行溶栓治疗。初诊见患者右侧偏身麻木、言语謇涩,尚能独立行走,右上肢不能抬举,咳吐少量白痰,口流清涎,舌质暗淡,苔白腻,脉弦滑。

辨证:属中风病(风痰阻络证)。

治法:祛风化痰、活血通络。顾教授采用针药结合治疗。

针刺取穴:太阳、四白、颧髎、迎香、地仓、下关、合谷、曲池、肩髃、外关、后溪、风池、廉泉、环跳、承扶、足三里、丰隆、悬钟、丘墟、太冲。

中药方选祛风通络汤:

天麻10 g	钩藤10 g(后下)	制半夏9 g	白菊花10 g
白蒺藜10 g	郁金10 g	赤芍10 g	白芍10 g
薏苡仁(生)20 g	鸡血藤10 g	茯苓10 g	白术10 g
桃仁10 g	红花10 g	陈皮10 g	

针刺10次为一个疗程,期间休针2天,每次留针30分钟,共治疗2个疗程,中药连续服用4周,2月后随访患者诉右上肢疗效肯定,上肢功能明显改善,行走亦较前稳健,右侧偏身麻木亦有减轻。

【病案赏析】 中风的病理基础多为风、痰、湿、瘀。"诸风掉眩皆属于肝",肝肾阴亏,不能制阳,肝阳上亢,上扰清空;脾失健运,胃失和降,而痰浊内生,上蒙清窍,闭阻经络;年老体虚,络脉空虚,风邪侵袭,挟痰浊、瘀血痹阻脑络,发为中风。治宜祛风化痰通络。顾师独创祛风通络汤组方,方中天麻、钩藤祛风通络,半夏化痰,为君药;陈皮理气健脾,白术益气健脾,菊花养阴清肝,桃仁、红花活血通络,均为臣药;白蒺藜清肝泻火,白芍养阴健脾,茯苓、薏苡仁健脾祛湿,鸡血藤、赤芍活血通络,共为佐药;郁金疏肝调神,是为使药。诸药配伍,以祛风、通络、化痰为主,兼顾活血祛瘀,益气养阴。祛风通络汤不仅对于中风患者疗效确切,同时应用于面瘫、荨麻疹等风痰阻络患者亦能取得较好疗效。

在治疗中风病的过程中,疗效的取得是多方面的,在强调手法的同时,其中一条是取穴的准确非常重要,临床工作中按传统的方法取穴有的达不到一定的针感,不能取得应有的得气。所以顾师在不违反传统的前提下对某些腧穴需采用特殊的刺法和定位。例如外关属三焦经,腕横纹上两寸,尺桡两骨之间,针刺时应该平刺,不捻转,不提插,如果直刺,连续3到5次,手臂乏力有酸胀不适感。廉泉,该穴治疗中风后吞咽困难、言语不清或舌卷挛缩。按定位应在舌骨体上缘的中点处,但此处针刺不方便。故在临床上通常取在舌骨体与下颌骨连线中点处。此处肌肉柔软,容易进针,容易掌握针刺的角度与深度,针尖向舌根部刺入,直至病人咽部有异物感为止。环跳按教科书上在"股骨大转子高点与骶管裂孔连线的外三分之一与内三分之二交界处",在实际操作中,通常取在骶管裂孔与髂前上棘连线的中点,在此处针灸,针感强,效果好。其下方正好是坐骨神经的通过部位(坐骨结节与大转子之间,梨状肌下方)。悬钟位于外踝高点上三寸,腓骨后缘(现教科书在腓骨前缘)。在实际应用中,它是治疗整个半身包括半边头颈部病症的一个腧穴。但在使用中,该穴取在腓骨前缘与后缘效果有较大的不同,一般来说,疾病偏半身的前方取在腓骨前缘。疾病偏于后背部取在腓骨后缘。另外,此穴与足太阳经的跗阳穴属同一水平上,只是跗阳穴在悬钟穴还后方一点,在昆仑穴直上,有时两穴临床混用,功效一样。

医案2

赵某某,男,50岁,已婚,职业为出租车司机,因半身不遂1个月初诊。

主诉:患者1月前出现左侧半身不遂,握拳无力,手指颤抖,行走跛行,于外院神经内科住院治疗后出院。初诊见患者左侧上下肢麻木,左上肢抬举无力、屈曲挛缩、五指强直,伴有头昏,前额烘热,面赤、胸胁胀满、口渴,小便短黄等症状。舌边尖红,舌苔薄黄,脉弦数。既往高血压病史数年,未治疗。

辨证:属中风病(肝阳上亢证)。

治法:平肝熄风、通畅脑络。

针刺取穴:风池、肩髃、极泉、天宗、秉风、曲池、合谷、承扶、足三里、环跳、承山、悬钟、申脉、照海、太冲、内庭。针刺10次为一个疗程,期间休针2天,每次留针30分钟,治疗1个疗程后患者上肢可抬举,左手五指可自行屈伸,胸胁胀满、口渴、小便短黄等症状亦有改善。

【病案赏析】 本例系风阳升动,上扰脑络,横逆经络,筋脉失用之中风证候。故施用平肝熄风、通畅脑络之法而收效。当中风病人有手指痉挛,针刺第二,三和第四,五手背掌指间,用强刺激手法有立马缓解的作用,虽然也有的病人因病程太长针灸达到的效果不理想,但总的来说,大多数人会有效果。中风病上肢瘫痪,大多数只想到针刺肩髃穴,而想不到手少阴心经的第一个腧穴极泉的针刺有较好的效果。极泉穴用3寸毫针针刺,使患者有向手背麻木传导感觉最好。肩髃是大肠经第十五个腧穴,该穴应该刺入三角肌的下方为好。上肢瘫痪时必须针手太阳小肠经的第十一个穴位天宗和第十二个穴位秉风。主要刺激冈上肌和冈下肌。这两块肌肉功能正常,上肢就能够抬起来。另外申脉穴为膀胱经的第六十二个腧穴,通阳跷脉。照海穴为肾经的第六个腧穴,通阴跷脉。阳跷脉和阴跷脉是管理人的肢体运动的两条奇经八脉。在中风病的治疗中很重要,但针刺方法有讲究。按照教科书的针刺方法是直刺0.3~0.5寸,取在内、外踝下缘,实际临床上这样很难刺入。正常应取在内、外踝下缘赤白肉际处,1.5寸毫针向跟骨方向斜刺入约1.2寸深。使病人有感觉,效果最好。

医案 3

胡某,女,75 岁,退休工人,因右侧肢体活动不灵 1 年初诊。

主诉:患者 1 年前突发右侧上肢活动不利,手指不会持物,右侧下肢活动欠灵,行走略有跛行,经内科治疗后病情稳定,遗留右侧肢体活动不灵。初诊见患者气短。舌绛,舌苔薄白,脉象沉弱。

辨证:当属中风病(气虚血瘀证)。

治法:以益气活血,祛瘀通络。

针刺选穴:百会、印堂、太阳、合谷、足三里、中脘、关元、血海、肾俞、大肠俞。针刺 10 次为一个疗程,期间休针 2 天,每次留针 30 分钟;起针后予以艾灸关元、中脘,每次 30 分钟;10 次为一疗程。共治疗 3 个疗程后患者肢体功能明显改善。

【病案赏析】 顾师在治疗疾病时,亦善用灸法,通过对中风病的研究,认为中风日久,以气虚、血瘀、痰阻者多见,本病以"元气亏虚"为本,以"痰瘀痹阻"为标。创立温补促通灸法,此法以特制灸盒置于关元、中脘穴上,每次艾灸 30～60 分钟。艾灸治病机制:一是艾叶能温经散寒、温经通络;二是艾叶为温补之品,既能温通,又能补阳,还能散结。现代研究,艾灸可以调整全血黏度、纤维蛋白原,提高组织供血、供氧。对于关元穴,《经穴释义汇解》曰:"元阴元阳交关之处,穴属元气之关隘,故名关元。"而元气是温煦脏六腑、推动人体生命活动的原动力,关元穴为真元之根、元气之关隘。灸关元,补元气,以奏益气活血之功。中脘,任脉穴,亦是胃之募、腑之会,能治所以腑病,尤其擅治脾胃之疾患,脾胃为"后天之本""气血生化之源",故艾灸中脘穴有益气健脾、化痰和滞之效。通过艾灸关元、中脘后,能起到补先天及后天之气,助运化,补阳气,通经络,达到治病目的,中脘穴是任脉的第十二个腧穴,胃的募穴。在临床上发现此穴可以治疗中风病引起的诸多症状:如呕吐、呃逆、流涎。根据薄智云《腹针疗法》理论,中脘穴部位对应人的头部。只要病人针灸时是仰卧位,一定要针刺中脘。加用拔火罐,可以达到意想不到的疗效。另外肾俞,大肠俞,是膀胱经的第二十

三、第二十五个腧穴。是肾、大肠经气输注于背部的背俞穴,有强壮腰膝的作用。中风偏瘫病人行走不便,常伤到腰部,使用肾俞、大肠俞治疗偏瘫的功效明显。中风病是一种整体性疾病,一侧偏瘫,也是整体疾病的局部表现,所以为了调整平衡必须两侧同时取穴,如太阳、合谷、太冲、足三里等。

顾师认为中风病的发生,主要在于患者平素气血亏虚,与心、肝、肾三脏阴阳失衡的情况下,又感外邪、忧思怒恼、饮酒饱食、房劳所伤等,皆能成为致病因素而诱发,以致气血运行受阻,肌肤筋脉失于濡养而出现经络证候;或由阴亏于下、肝阴暴张、阳化风动、血随气逆、夹痰夹火、横窜经隧、扰动心神、蒙蔽清窍,而形成下虚上实、阴阳互不维系的危急证候。中风恢复期及后遗症期,为针灸临床所常见,特别是不经昏仆(中脏腑)而仅以㖞僻不遂(中经络)为主证的病证,更为多见。只要辨证正确,选穴组方恰当,效果甚好。中风病采用经络、腧穴针灸治疗是以辨证论治为基础,结合医者的经验及操作技巧,才能取得满意的疗效。

其他:

(1) 根据历代医籍记载,中风病针灸用穴多达近百个,取穴基本大同小异,均以祛风通络、化痰开窍、回阳固脱为法。经临床筛选,下列腧穴最为常用:

百会:治中风"尸厥卒倒气脱"《类经图翼》。

人中:治"中风不省人事"《针灸大成》。

风池:治"中风风邪入脏"《乾坤生意》。

印堂:治"中风风痛"《针灸大成》。

地仓:治"偏风口㖞,目不得闭"《铜人腧穴针灸图经》。

肩髃:治中风"偏风"《铜人腧穴针灸图经》。

曲池:治"中风……曲池"《神应经》。

合谷:治"中风不语,手足瘫痪"《针灸大成》。

外关:治中风"四肢不遂"《八脉八穴治证歌》。

神阙：治"卒中恶死"《肘后备急方》。

环跳：治"中风腰胯疼痛,不得转侧"《针灸大成》。

委中：治中风"半身不遂"《类经图翼》。

阳陵泉：治中风"半身不遂"《百症赋》。

风市：治中风"左瘫右痪"《针灸大成》。

足三里：治"中风足胫发,重麻"《针灸大成》。

丰隆：治"中风脱痰痈者"《中国针灸处方学》。

承山：治"中风半身不遂,脚膝疼痛,转筋拘急"《针灸大成》。

悬钟：治中风"半身不遂"《针灸大成》。

三阴交：治"中风卒厥,不省人事"《类经图翼》。

昆仑：治"中风转筋拘急,行步无力,胫痛"《针灸大成》。

（2）中风所表现的症状多种多样,在对症的基础上,加用辨证取穴的方法：

头晕、头痛：太阳、印堂、合谷、太冲。

口眼歪斜、面部麻木：地仓、颧髎、迎香。

语言不清、吞咽困难：通里、廉泉、天突、照海。

呕吐、痰涎、呃逆：中脘、内关、丰隆、足三里。

耳聋、耳鸣：翳风、中渚、外关、太溪。

上肢瘫：肩髃、曲池、合谷。

手指麻木、功能失常：阳池、八邪、外关、曲池。

下肢瘫：环跳、风市、阳陵泉、悬钟。

胸脘痞闷,舌苔厚腻：加内关、丰隆泻法。

四肢逆冷：膻中、关元艾灸。

抽搐：太冲、风府、大椎、合谷。

偏头痛：率谷、后溪、外关。

失眠：风池、神门、三阴交。

上肢痉挛：曲泽、尺泽。

踝部痉挛：照海、丘墟、申脉、八风。

（3）中风后遗症是长期的、慢性的、致残性高的疾病，它需要持久的服药、针灸和锻炼治疗。有些腧穴，不可长时间的连续使用，长时间使用不但收效不高，而且有一定的副作用。如损伤局部肌肉、组织、使局部硬结等。这就需要腧穴的使用能够互相调换来避免引起副作用。

头维—率谷	风池—风府	地仓—承浆
肩髃—肩髎	曲池—手三里	外关—支沟
天突—膻中	关元—气海	环跳—秩边
伏兔—梁丘	足三里—上巨虚	承山—飞扬
三阴交—复溜	太冲—行间	太溪—照海

实践证明，以上腧穴互相调换使用对中风病来说不影响治疗效果。

（杨永超整理）

顾·师·点·评

中风病的大多数患者都接受过针灸治疗，可以说针灸疗法是中风康复的重要手段之一。

中风病的大多数患者都接受过针灸治疗，可以说针灸疗法是中风康复的重要手段之一。

二十一、面瘫

医案 1

李某某，女，32 岁，因右侧面瘫 5 天初诊。

主诉：患者 5 天前患感冒发烧头痛，未服药，感冒自愈后，出现右侧面颊活动不灵，鼓腮漏气，饮食滞塞，右侧眼睑闭合不全，流溢热泪，舌暗淡红，苔少，脉象浮数。

辨证：属面瘫（风热侵袭型）。

治法：以疏风清热，宣畅面络。

取穴：太阳、阳白、印堂、迎香、承浆、颧髎、下关、风池、合谷、内庭。每日 1 次，每次留针 30 分钟。10 次治疗后患者外观面瘫已不明显，右侧眼睑闭合不紧。第 15 次治疗后患者面瘫痊愈。

【病案赏析】 本例患者系在风热感冒期间，风热之邪，侵袭面部，经络阻滞，以致右侧面部经筋纵缓失用。故施用疏风清热、通畅面络之法。"面口合谷收"，故以合谷穴为主。针泻合谷用以清热祛风，通畅面部经络，配泻内庭以清阳明之热，有益于面络，针泻风池熄风清脑，再配伍面部局部腧穴舒筋活络而收效。

医案 2

谢某某，男，50 岁，因左侧口眼㖞斜 2 个月。

主诉：患者 2 月前因吹风扇受风而得，左侧口眼㖞斜，左眼不能闭合，迎风流泪，不能作皱眉、蹙额、鼓颊等动作，咀嚼障碍，进食易从口角流出。在当地服用中药祛风散寒。初诊时患者仍有左侧面肌松弛，口角下垂，因久服中药又出现饮食减少、身困乏力、精神不振，动则气喘汗出，舌淡苔白，脉象沉弱。

辨证：属面瘫（气血亏虚型）。

治法：补益气血。

取穴：阳白、太阳、印堂、鱼腰、下关、颊车、颧髎、颊车、列缺、阳池、合谷、三阴交,加电针,留针 30 分钟,每日一次。7 次后患者面肌无力较前好转;14 次后,患者面瘫明显改善,口角略低。21 次后患者面瘫基本痊愈,外观上已看不出口角㖞斜。

【病案赏析】 本例患者年过五旬,平素抵抗力弱,卫外不固。因贪凉风邪乘虚侵袭面部筋脉而得,复因服药伤及胃腑,则饮食减少;气血耗伤,则见身困乏力等虚亏症状;结合舌脉,属于虚亏之征;面肌松弛,口角下垂,乃属功能失常、筋脉失用之故。故针补合谷、三阴交补益气血,患野腧穴施用先少泻后多补之法,祛邪为辅、扶正为主,以直接调补面络,采用扶正治本之法而收效。基于患病日久,既防邪闭留寇,又防祛邪伤正,正虚难复。故在补益气血的基础上,患野取穴,施用先少泻后多补之法,祛邪为辅、扶正为主以调补面部筋脉。

顾师指出面瘫病的治疗,只要分清证型,掌握好配穴处方及补泻手法,可收良好效果。气血亏虚者,针补合谷、三阴交,与患野取穴虚补实泻,交替施治;肝胆火逆者,针泻太冲、丘墟,与泻患野腧穴,交替施治;阳明热盛者,针泻合谷、内庭,与泻患野腧穴,交替施治;中气不足者,针补合谷、足三里,与补患野腧穴,交替施治;风热外袭者,针泻合谷或曲池,与针泻患野腧穴同时施治;热胜风动者,针泻合谷、太冲,与泻患野腧穴交替施治。

针灸的同时可酌情加用中西药,用药一定要规范。不是由病毒引起的,抗病毒不作为必须手段。中药不可过多用寒凉药,应以祛风为主。针灸治疗必须分期,早期以祛风为主,轻刺激手法;中期以通络为主,较重手法;晚期以调理为主,穴位应少,多调换。坚持上、中、下取穴,左、右同时取穴。嘱患者按时作息,少用眼,不食用刺激性食物,不吸烟,不喝酒。

（杨永超整理）

顾·师·点·评

针灸治疗面瘫疗效显著,发病初、中期可适当配用中西药口服。由带状疱疹病毒引起的面瘫病程会延长,注意应轻刺激。

顾柏军

针灸治疗面瘫疗效显著,发病初、中期可适当配用中西药口服。由带状疱疹病毒引起的面瘫病程会延长,注意应轻刺激。

二十二、面痛

医案

孙某某,男,51岁,2020年6月8日初诊。

主诉:患者面部左侧疼痛反复发作3个月。患者3个月前突发面部左侧疼痛,以左侧鼻翼部及下颌部疼痛最为明显,碰摸、刷牙刺激疼痛诱发,在外院诊断为三叉神经痛,予卡马西平等口服药治疗效果不显,近3个月来疼痛反复发作,每日疼痛次数难以计数,现左侧鼻翼及下颌处痛甚,吃饭、喝水、说话、面部触摸均可引起剧烈刺痛,牙龈红肿,大便干结,舌质红,苔薄黄微腻,脉弦数。

西医诊断:三叉神经痛。

中医诊断:面痛(阳明热盛)。

治法:清泻阳明热邪、和络止痛为法。

取穴:左太阳、迎香、下关、颊车、风池、双合谷、足三里、内庭。隔日治疗1次,经三诊治疗后痛势减轻,局部触摸时疼痛偶发,继续巩固治疗,共10次而愈。

【病案赏析】 本例面痛,属现代医学三叉神经痛,中医辨证属阳明热盛,胃火上扰,面颊为阳明之分野,盖手足六阳经虽皆上至头,而足阳明胃之脉起于鼻,交频中,下循鼻外,入上齿中,还出挟口环唇,下交承浆,却循颐后下廉,出大迎,循颊车,上耳前,过客主人,维络于面部。顾凡火热之邪上乘、阳明脉气失宣,皆能导致面痛。本例患者,年过五旬,形体肥胖,将息失宜,阳明郁火上炎而致面痛。顾师穴取风池、太阳、迎香、下关、颊车以宣通阳明壅滞经气,手法用捻转泻法,配足三里,胃经之合土穴,健脾利湿,内庭为足阳明胃经,合谷为手阳明大肠经之原穴,取双侧合用具有清泻阳明热邪、化湿止痛作用。顾师认为面痛之疾,需辨证与辨部位取穴,根据疼痛部位(三叉神经分支)选择局部取穴,远端配穴采用辨证结合具有全身镇痛效应的特定穴联合治疗。累及第Ⅰ支(眼支)选用太阳、攒竹、阳白、鱼腰(眶上孔);累及第Ⅱ支(上颌支)多选用下关、四白(眶下孔)、颧髎、上关、迎香;累及第Ⅲ支(下颌支)多选用地仓、颊车、夹承浆穴(颏孔)、翳风。辨证与辨部位、治标与治本兼顾,方能奏效,防止复发。

(曹铁民整理)

顾·师·点·评

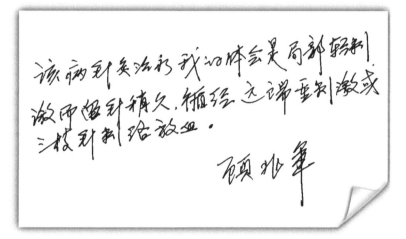

该病针灸治疗我的体会是局部轻刺激而留针稍久,循经远端重刺激或三棱针刺络放血。

二十三、腰痛

医案1

患者,男性,71岁,2022年4月22日初诊。

主诉:腰部疼痛伴左下肢放射痛反复发作5余年,加重2周。患者5余年前无明显诱因下出现腰部疼痛不适,活动受限,伴左下肢放射痛,遂于当地医院就诊。经腰椎MRI检查,诊断为L4~5、L5~S1椎间盘突出。曾予腰椎牵引、针灸、拔罐、口服止痛药等对症治疗,当时症状有所改善。后仍反复发作,2周前上述症状劳累后加重。患者无慢性病史,无遗传病史,否认外伤史。

查体:触诊左侧腰4~5、腰5~骶1棘突旁深压痛,坐骨神经走行路线压痛,臀部、大腿和小腿感觉异常;直腿抬高试验(+),加强试验(+)。舌淡苔白,脉象细弱。

西医诊断:腰椎间盘突出伴坐骨神经痛。

中医诊断:腰痛(肾阳虚型)。

治法:温阳止痛,补肾健脾。予针刺治疗。

处方:以风府、大杼、肾俞、命门、大肠俞、环跳、承扶、风市、足三里、委中、悬钟、承山、昆仑、太溪、阿是穴。阿是穴采用重刺激手法,加强针感,仅行针不留针;肾俞、命门、足三里穴行补法后予雷火灸熏灸,其余穴位采用提插捻转行针手法,得气后环跳、风市、承山、太溪穴接KWD-808-I脉冲针灸治疗仪电针仪,选连续波刺激30分钟,隔日1次,10次为1个疗程;外用手足浸泡方:乳香10g、没药10g、地肤子5g、乌梅5g、苍术10g、黄柏10g、红花10g、独活10g、牛膝10g、鸡血藤10g、木瓜10g。14剂,每日1剂,每日泡脚15~20分钟。治疗3个疗程后该例患者腰部及左下肢疼痛缓解,行走无殊。

【病案赏析】 该例患者,症见腰腿部疼痛,畏寒肢冷,舌淡苔白,脉细弱,病在脊柱,位在督脉,证属肾阳虚腰痛。腰为肾之府,肾藏精,肾精亏虚则腰府不得温煦;精生髓,髓养骨,骨骼失养,则见腰腿部疼痛。《灵枢·九针论》提到"肝主筋",《内经》认为筋与脉、肉、皮、骨共为五体,为肝脏所主,气血所养。肝藏血,肝血不足则精血亏虚,故可见乏力,舌质淡,苔白,脉细。因此,顾师在针刺该患者腰腿部疼痛主穴达到止痛、强腰脊的基础上,配以足三里、太溪来达到补气养血、补益肝肾的目的,并辅以下肢穴位风市、承山、阳陵泉等局部配穴改善下肢疼痛。同时取风府通达督脉,以升提阳气,取远端取穴之意。配合大抒穴(骨会)强筋壮骨,外用手足浸泡方活血散瘀,补益肝肾,疏经活络止痛辅助治疗。

医案 2

患者,女性,67 岁,2022 年 6 月 15 日初诊。

主诉:间歇性跛行间作 5 年余,加重 3 个月。

患者 5 年前无明显诱因下出现间歇性跛行,伴右下肢疼痛,行走时疼痛明显加重,活动受限,休息未缓解,于外院查腰椎 CT 平扫:L4/5、L5/S1 椎管狭窄,椎间盘突出。予保守治疗后症状缓解不显。3 月前患者腰部疼痛加重,出现左侧臀部疼痛,行走 1 分钟即感疼痛难忍,无法行走,目前诉卧床休息后腰部疼痛及双下肢疼痛症状未缓解,遂至门诊就诊。患者既往无慢性病史,无遗传病史,否认外伤史。

查体:腰椎生理曲度变直,无明显侧弯畸形,腰椎活动因疼痛受限。L5 双侧叩击痛。直腿抬高试验:右侧 50°(+),左侧 60°(+),加强试验均(+)。舌淡紫,苔薄白,脉弦涩。

西医诊断:腰椎椎管狭窄症,腰椎间盘突出症。

中医诊断:腰痛(气滞血瘀证)。

治法:活血化瘀,通络止痛。予针刺治疗。

处方:腰夹脊 L3/4、L4/5、L5/S1、腰阳关、命门、秩边、环跳、殷门、承扶、委中、阳陵泉、承山、悬钟、阿是穴。腕踝针:下 4、下 6。留针 30 分钟,每日一次,10 次为一疗程,期间休针两次。配合中药口服,舒经活络、培补气血。

方药如下：续断 20 g、桑寄生 20 g、盐杜仲 20 g、熟地 20 g、山药20 g、枸杞子 20 g、赤芍 20 g、炒白术 20 g、伸筋草 20 g、络石藤 20 g、茯苓 20 g、炒白芍 20 g、陈皮 10 g、川芎 10 g。14 剂，每日 1 剂。治疗4 个疗程后该例患者腰部及下肢疼痛缓解，无间歇性跛行。

【病案赏析】 患者腰腿部疼痛不适，证属瘀血腰痛，历代医家根据自己的临床经验对其分型，论述不一，《诸病源候论·腰脚疼痛候》指出："肾气不足，受风邪之所为也，劳伤则肾虚，虚则受于风冷，风冷与正气交争，故腰脚痛。"《杂病源流犀烛·腰脐病源流》则明确指出"腰痛……肾虚其本也，风寒湿热痰饮，气滞血瘀闪挫其标也"。《普济方·身体门》亦曰："夫足少阴肾之经也，属于腰脚而主于骨，足厥阴肝经也，内血而主于筋。若二脏俱虚，为风邪所乘，搏于经络，流于筋骨，故令腰脚疼痛，筋脉挛急，不得屈伸也。"说明腰痛与肝肾亏虚、劳损及风寒侵袭等有关，但其病机的核心是经气不利，故本病属本虚标实证，以虚为本，责之于肝肾；以实为标，责之于血瘀。治宜"补通"，目前患者证属瘀血腰痛，辩证准确，治以行气活血，通络止痛。针灸方面：患者舌淡紫，苔薄白，脉涩。四诊合参，当属祖国医学"腰痛—气滞血瘀证"范畴。患者因久坐劳累致足太阳膀胱经、足少阳胆经经气受阻，气血运行不畅，故致腰部及双下肢疼痛，病位在足太阳膀胱经、足少阳胆经，病理因素为瘀，治拟活血化瘀，理气止痛。予体针、腕踝针、夹髓针针刺疏通经络，调和腰府。针刺方中腰夹脊、承扶、殷门、环跳以调足太阳、足少阳经气、舒缓筋脉，筋会阳陵泉、血郄委中共奏舒筋通络、活血止痛之功，腰阳关、命门疏通局部气血，并可加用阿是穴以调局部经气。配合中药口服治以活血化瘀，理气止痛，效如桴鼓。

（张荣贤整理）

顾·师·点·评

腰痛针刺局部以肾俞、大肠俞为主,远道以委中、悬钟为主。加用中药效果更好。
该病例症、药、穴相合,故效果理想。

二十四、项痹

医案 1

患者,女性,69 岁,2023 年 5 月 15 日初诊。

主诉:头晕伴颈肩部酸痛反复发作 2 年,加重 10 天。患者近 2 年来反复出现头晕,颈肩部酸痛不适,偶有右手麻木,无视物旋转,无双眼黑矇,无头痛呕吐,无心慌胸闷,无恶寒发热等,双下肢乏力感,无行走不稳,无脚踩棉花感,无间歇性跛行,无头痛等,来我院就诊。

查颈椎间盘+头颅 CT 平扫:(1) 右额颞叶小片状稍低密度影,建议 MRI 检查。(2) 颈 3/4、颈 4/5、颈/6 椎间盘突出,建议 MRI 检查。(3) 颈椎退变,颈 5 椎体许莫氏结节形成。

行针灸治疗后症状稍缓解,但仍反复发作。10 天前患者无明显诱因下上述症状较前加重,于今日至我院门诊就诊。既往有"高血压"病史 30 余年,其余无特殊病史。

专科检查:颈椎生理弧度变直,枕下肌群紧张压痛,双侧肩胛提肌紧张压痛,C3-6 椎旁压痛,VAS 评分 5 分。

颈椎活动度:AROM:前屈 0～45°,后伸 0～25°,左侧屈曲 0～30°,右侧屈曲 0～30°,左旋 0～40°,右旋 0～40°。

特殊检查:椎间孔挤压试验(一),压顶试验(一),双侧臂丛牵拉试验(一),颈扭转试验(一)。舌淡红,苔白腻,脉弦滑。

西医诊断:混合型颈椎病。

中医诊断:眩晕(痰湿中阻证)。

治法:祛痰除湿,通络止痛。予针刺治疗。

处方:百会、阳陵泉、膈俞、颈夹脊 3/4、4/5、5/6、肩髃、肩髎、外关、合谷、肩贞、风池、阿是穴。

腕踝针:上 1 上 3。留针 30 分钟,每日一次,10 次为一个疗程,期间休针两次。

配合中药口服化痰祛湿,活血通络。方药如下:法半夏 15 g、麸炒白术 15 g、天麻 15 g、茯苓 10 g、化橘红 10 g、大枣 10 g、蜜炙黄芪 10 g、粉葛根 20 g、麸炒白芍 10 g、麸炒枳壳 10 g、陈皮 10 g、佩兰 10 g、砂仁 3 g、广藿香 10 g。14 剂,每日 1 剂。治疗 2 个疗程后该例患者头晕伴颈肩部酸痛不显,诸症告愈。

【病案赏析】 患者舌淡红,苔白腻,脉弦滑。四诊合参当属祖国医学"眩晕"之范畴。患者花甲之年,平素喜食肥甘,损伤脾胃,痰湿中阻,清阳不升,发为眩晕,病理性质虚实夹杂,病位在脑,涉及肝脾肾,病机为痰湿中阻。针刺方面:患者痹症日久,久病致瘀,经络气血不畅,故颈部疼痛不适,证属气滞血瘀,治以活血化瘀、理气止痛。针刺选穴:百会穴为"人身体颠顶至高之处也",又为三阳五会,诸经交会之处,选百会一穴,可通调诸经,另外,予以局部颈夹脊、肩髃、肩髎、肩贞、外关、合谷疏通局部经气,予以膈俞化瘀通络,风池以舒筋通络,予以筋会阳陵泉舒筋、通络、止痛。中药方以半夏白术天麻汤化痰祛湿,活血通络,方中半夏燥湿化痰,天麻平肝熄风止眩晕,二者合用为化痰熄风要药,白术健脾祛湿,藿香、佩兰、砂仁化湿和胃,茯苓淡渗利湿,橘红、枳壳、陈皮理气,白芍活血止痛,黄芪、大枣益气健脾和胃,葛根解肌升阳。

医案 2

患者,男性,71 岁,2022 年 10 月 15 日初诊。

主诉:颈部疼痛伴活动受限 20 天。患者 20 天前因劳累后出现颈后部酸痛,颈部各方向活动均有受限,双手五指指尖麻木,左肩疼痛,伴活动受限,偶有头昏,无视物旋转,无肢体放射痛,无肢体乏力,无行走不稳,纳食可,夜寐差,二便正常。遂至外院就诊,查颈椎 MRI 平扫示:① 颈椎退变,椎管狭窄;② C2~C7 椎间盘突出;③ C5/6 水平脊髓变性可能。为求针灸治疗,特来我院门诊就诊。患者既往"高血压、糖尿病"病史。否认外伤及手术史。

专科检查:颈椎生理曲度变直,颈部枕下肌群、双侧肩胛提肌紧张压痛,C2-7双侧椎旁压痛,VAS评分:5分。颈椎活动明显受限;特殊检查:椎间孔挤压试验(一),压顶试验(一),双侧臂丛牵拉试验(一)。四肢肌力5级,肌张力正常,四肢浅感觉对称,四肢腱反射正常,生理反射存在,病理反射阴性。舌淡紫,苔薄白,脉弦涩。

西医诊断:混合型颈椎病。

中医诊断:项痹(气滞血瘀证)。

治法:活血化瘀,理气止痛。予针刺治疗。

处方:风池、风府、颈百劳、大杼、百会、三阴交、合谷透后溪、臂臑透肩髃。

操作:毫针平刺臂臑透肩髃穴,合谷透后溪、余穴均为平补平泻法。留针30分钟,每日一次,10次为一疗程,期间休针两次。中药热罨包局部外敷,具体用药如下:砂仁30 g、桂枝60 g、干姜15 g、川芎30 g、制吴茱萸60 g,外用,每日1次。施针结束后嘱患者务必减少低头,适当颈椎锻炼。二诊诉颈肩部肌肉紧张感缓解,手麻症状已减轻大半。三诊诉颈肩部疼痛消失,无明显手麻头昏症状。

【病案赏析】 透针选穴:合谷透后溪,臂臑透肩髃。顾师认为透针与传统针刺相比,透刺针法能更好地激发经气,疏通经络,起到由点到线、以线及面的作用。一针透二穴,通达两穴之经气,可行两经之功效。百会位于颠顶,可开窍醒神,通利头窍。风池、风府、颈百劳取近治之意,可疏散颈项部经气,缓解枕下肌群紧张。三阴交可调补肝、脾、肾三经,联络三经气血,调畅气机,行气止痛。配合骨会之大杼穴强筋壮骨。外用中药热罨包活血散瘀,温经活络止痛,方中砂仁行气化湿,桂枝、干姜、吴茱萸温经通络,川芎行气活血。

(张荣贤整理)

顾·师·点·评

颈椎病针灸可明显改善症状,尤其对椎动脉型、神经根型颈椎病效果显著,教育患者正确的姿势也很重要。

二十五、漏肩风

医案 1

张某,女,48 岁,2017 年 4 月 10 日初诊。

主诉:因右侧肩关节疼痛 1 月,加重 1 周初诊。

患者 1 月前受凉后出现右侧肩关节疼痛,活动受限,自行贴膏药等治疗,症状未见缓解,近 1 周症状逐渐加重,夜间尤甚,影响睡眠。

检查:右肩外形无异常,压痛广泛,功能活动明显障碍,上臂前举 60°,后伸 30°,外展 45°。

中医诊断:肩凝症(风寒痹阻)。

西医诊断:肩关节周围炎。

治法:温经活血,通络止痛。针取肩髃、肩髎、肩内陵、臂臑、曲池、条口透承山。先取对侧(左侧)条口透承山,患者采取坐位,两腿屈成直角,用长针刺入条口 2.5~3 寸,方向刺向承山,行提插捻转泻法,使麻胀感到达足部,同时令患者尽量活动患肩,作上举、摸腰背、攀对侧肩部等动作,待疼痛减轻或痛止时出针,一般行针 5~10 分钟即可,症状多能改善,后取肩髃、肩髎、肩内陵、臂臑、曲池用毫针刺 1~3 寸,施提插捻转泻法,并配以红外线局部照射。经治疗 3 次后疼痛明显减轻,右肩上举时可过头,夜间能入睡。共治疗一个疗程(10 次)后疼痛消失,功能活动正常。

【病案赏析】 肩痛(肩关节周围炎)是一种由于肩关节周围软组织和关节囊慢性炎症而引起的疾患,本病多见于年老体弱者,尤其是五十岁左右的人群,女性多于男性,中医又称"五十肩""肩凝症""冻结肩"。本例患者年近五十,正气虚弱,腠理空虚,外邪(风寒湿邪)乘虚而入,侵袭肩部,使经络、经筋痹阻,气血不通,"不通则痛"发为肩痛。顾师对肩痛患者,疼痛剧烈,病程不长,体质较好的患者,喜用条口透承山,条口是足阳明胃经穴,在外膝眼下 8 寸,距胫骨前缘一横指,主治肩痛不能举。操作时一边行针一边让患者活动肩部,常能取得即时止痛效果。承山为足太阳膀胱经经穴,交叉取穴含有上病下取、右病左取之意,也是《内经》巨刺、缪刺的运用。行针手法一定要轻柔,以患者有舒适轻微的酸胀感为度,条口透承山能疏通阳明、太阳经气,同时在运针中结合动刺法,加强通络止痛作用,以愈疾病。肩髃、肩髎、肩内陵、臂臑属局部取穴,配合红外线局部照射,既可宣散局部之寒邪,又能达到通经活血的作用。

医案2

刘某,男,52岁,2019年9月23日因外伤致肩关节疼痛半月初诊。

主诉:患者半月前因骑车不慎摔倒致右肩关节疼痛,当时至外院治疗,摄MRI未见明显异常,予口服止痛药及外贴膏药等治疗,症状未见明显缓解,现感右肩部活动时疼痛,上抬困难。

检查:右肩局部无红肿畸形,压痛广泛。上臂不能上举及后伸。

中医诊断:肩凝症(气滞血瘀)。

西医诊断:肩关节周围炎(外伤性)。

治法:疏经通络,活血止痛。针取肩井、肩髃、肩髎、肩内陵、肩贞、曲池。肩井向后背方向斜刺1.5~2寸,肩髃、肩髎直刺2~2.5寸,肩内陵、肩贞向对侧深刺。行针得气后每次选两组电针,选择连续波治疗。共治疗两个疗程(20次)而愈。

【病案赏析】 本例肩痛患者,由于外伤所致,经脉受阻,气血不通,不通则痛致肩部疼痛,治疗上以痛为输,局部取穴为主,选取肩井、肩髃、肩髎、肩内陵、肩贞。肩井属足少阳胆经穴,也是手足少阳、足阳明与阳维脉交会穴,主治肩背痹痛、上肢不遂、颈项强痛等肩颈上肢部病症,尤其对于上臂抬举困难,顾师常用。肩髃、肩髎、肩内陵、肩贞为肩四针,为肩痛局部常用穴位,电针具有良好的电生理特性,此法结合了针和电的双重刺激,而电针选用连续波可使大脑产生内啡肽,具有止痛、针刺麻醉的作用。另外可采用被动活动和医疗体操中的主动活动,行肩外展、屈曲、后伸、绕环、耸肩、旋肩、扩胸、展翅等运动,如棍棒练习、拉滑轮、体后拉手、墙上画圆和爬墙练习、扶扛下蹲等。本例患者因外伤所致,共治疗两个疗程(20次)而愈。

医案3

孙某,女,52岁,2021年4月16日因右肩背部疼痛4月余,加重1周初诊。

主诉:患者4月前出现右肩背部疼痛,经治疗后症状未见明显缓解,自述近1周受凉后加重,肩关节功能活动受限,外展及抬举不便,影响睡眠。此属风寒之邪凝滞于手三阳之经脉,致使局部经筋受邪,活动功能受限所致。

中医诊断:肩凝症(风寒痹阻)。

西医诊断:肩关节周围炎。

治法:祛风散寒,温经通络。针取风池、大抒、肩井、天宗、秉风、肩颈部夹脊穴、肩部三针(以肩髃为顶点,等边三角形)、曲池、合谷。其中肩井、天宗、秉风、肩髃针后配合拔罐。经上穴治疗3次后症状有所减轻,继续治疗。共计治疗二个疗程(20次),右肩背部疼痛完全消失,肩关节活动自如,外展及抬举已不受限,其症痊愈。

【病案赏析】 本例肩痛患者,病程较久,又感受风寒之邪,症状加重,日久致局部粘连,关节功能活动受限,顾师采用局部取穴为主,遵照《内经》"病在经筋取阿是"的宗旨,故在取穴上"以痛为腧",尤其局部配以祛风通络主穴风池、秉风。秉风穴位于人体的肩胛部,冈上窝中央,天宗穴直上,举臂凹陷处,归属于手太阳小肠经。秉风穴具有散风活络、止咳化痰的作用,临床主治肩臂疼痛、肩胛痛、肩周炎、上肢酸麻、支气管炎等,现代用于治疗冈上肌腱炎、肩周炎、肩胛神经痛、支气管炎等。"秉风"出《针灸甲乙经》,别名肩解。秉,操持也,又通"禀",有秉受之意,是手阳明大肠经、手太阳小肠经、手少阳三焦经、足少阳胆经的交会穴。

（曹铁民整理）

顾·师·点·评

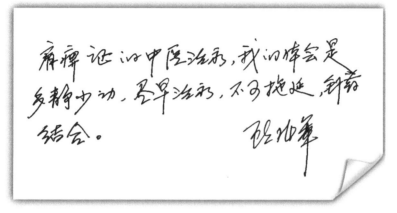

肩痹证的中医治疗,我的体会是多静少动,尽早治疗,不可拖延,针药结合。

二十六、月经不调

医案 1

张某,女,46岁,2021年3月11日初诊。

主诉:体质素健,每次月经准期来潮,前10余日,突然月经提前,流连两周不断,并夹血块,头重心烦。脉象细弱,舌淡苔薄白。

证属:下元气虚。气为血帅,因虚不能摄血,所以持续不断。以其病妇年近半百,天癸将尽,现在经来过多,气虚无疑,治以补气固经,宁心防崩。

治疗:取气海、脾俞、风池、内关、三阴交等穴。针入留针10分钟,均用补法。复诊头重若失,心烦已平,但月经仍未止,按初治穴位针刺,气海穴加灸10壮。两个月后随访,经过5次针灸,诸症消失。

【病案赏析】 患妇月经过多,源在气虚不能摄血,因之流连不断,出现头重心烦。治法以补气固经、宁心防崩为主。灸气海穴,补气防崩、针脾俞穴,固脾统血,使血循经而走;风池、内关、三阴交各穴,对宁心、平肝、益气有辅助作用。中气既固,血虚自愈。

医案 2

王某,女,29岁,2020年5月8日初诊。

主诉:月经不调3年余,药物治疗未获显效,现月经周期超前一周,量多,色紫红,伴两乳作胀,食欲差,少腹与胁部作痛。舌暗红,脉弦数。

证属:月经不调。由肝气上逆、冲任失调所致。治宜疏肝理气,清热调经。

治疗:遵《百症赋》所谓"妇人经事改常,自有地机、血海"之治疗经验,取用地机、血海,配用三阴交、行间、肝俞,施以徐疾补泻法,留针20分钟,隔日1次。共计10次,其经期、经量、经色等即趋于正常。后生育一个男孩。

【病案赏析】 本案例属于经行先期,乃由肝气郁结,久郁化火,胞宫蕴热,是以导致月经不调。治宜疏肝理气,清热调经。故取足厥阴经之荥穴行间配以肝俞,以泄肝火而疏气滞;取血海、地机以和营清热而调胞宫；三阴交为足太阴、厥阴、少阴之会，功能疏肝益肾，健脾统血，凉血调经。五穴合用，各奏其效则月事自调。

医案3

崔某，女，32岁，2022年9月8日初诊。

主诉：月经稀少2年余。伴有血块、腹痛，面色萎黄，纳呆少食，神倦乏力，大便不爽。舌质淡胖边有齿痕，苔白厚，脉沉细。

证属：脾虚湿盛证，治拟健脾祛湿，活血通络。

治疗：取穴足三里、丰隆、阳陵泉、合谷、太冲直刺1～1.5寸，予提插捻转手法至病人得气，天枢、大横、子宫、归来直刺1.5～2寸，平补平泻，留针半小时。隔天治疗一次，10天一疗程后，月经量增多，血块减少，腹痛减轻。

【病案赏析】 患者月经稀少，有血块，腹痛，伴大便困难，不成形，舌苔白厚，脉沉，面色萎黄，辨证属于脾胃消化功能不良，脾胃虚弱，运化不利，气血生化无源，导致月经量少，有血块、便秘等症，针灸治疗，以健脾祛湿、行气活血为主，经治疗后患者症状好转。

（钱芳芸整理）

顾·师·点·评

月经与肝、脾、肾关系密切，肾气旺盛，肝脾调和，冲任脉盛，则月经按时而下。

顾振笔

月经与肝、脾、肾关系密切，肾气旺盛，肝脾调和，冲任脉盛，则月经按时而下。

二十七、痛经

医案1

周某,女,24岁,2020年11月24日初诊。

主诉:经期腹痛10年。14岁月经初潮,适月经来潮之际曾在水中游泳。此后即患经行腹痛。刻下经行2日,腹痛较剧,腰部酸楚,喜得温按,经色黯红,量少,夹有血块,块下痛缓,形体畏寒,舌质淡,间有紫斑,苔薄腻,脉弦细。

证属:肾阳不足,寒湿凝滞,经行受阻。治以温肾散寒,化瘀止痛。

治疗:取穴肾俞、次髎、秩边、气海、中极、水道、地机、三阴交。针用平补平泻法。针后肾俞、气海、中极三穴均艾条灸。有月经来潮前一周进行针灸,每日1次,月经来潮即停止,下次的月经周期续按此法治之。经过3个月经周期的治疗,经期仅偶有轻微腹痛,停止治疗。随访6个月未复发。

【病案赏析】 取肾俞以益肾气;次髎有利气止痛作用,是治疗痛经的经验效穴;秩边穴温经散寒、行气止痛;气海穴位于少腹部,为胞宫之外应,是调理胞宫气血的主要穴位,为人身元气之海,有激发元阳之气、温阳散寒、益气补虚的功效;中极为足三阴、任脉之会,有调冲任、暖胞宫之功;水道属足阳明经穴,冲脉又隶于阳明,故中极和水道相配,功在温经止痛;地机是足太阴脾经之郄穴,能行血调经;三阴交为足三阴经的三脉交汇处,上穴配之能行气化瘀、温经止痛。秩边穴为足太阳膀胱经腧穴,在第4骶椎棘突下,旁开3寸取之,可调理下焦、舒筋活络、温经散寒、行气止痛。当针尖斜向内上方刺时针感可达小腹、前阴以治疗泌尿和生殖系统各种病症,针刺秩边刺激盆腔的交感和副交感神经纤维,直达病所,缓解子宫平滑肌的痉挛,达到止痛效果,是"刺之要,气至而有效"的印证。

医案2

李某,女,20岁,2021年5月17日初诊。

主诉:月经期将至,腰腹痛剧,少腹坠胀1天。患者月经13岁初潮,量、色、质尚正常,后因经期大怒,其后则每于行经前即腰痛、腹痛、少腹胀坠。经行开始血量少,色紫黯有块,待血块下后则痛减,伴乳房胀痛、易怒。此次行经疼痛剧烈,无奈前来求治。患者被挽入诊室,弯腰扶腹,呻吟不止,表情痛苦,面色苍白,头面冷汗,少腹拒按。舌质紫暗有瘀点,脉沉涩。

证属:肝郁气滞,经行受阻。治以疏肝解郁,活血化瘀。

治疗:取穴气海、太冲、三阴交、中极、归来、地机。针行泻法。针后中极、归来、地机三穴均艾条灸。有月经来潮前一周进行针灸,每日1次,月经来潮即停止,下次的月经周期续按此法治之。经过4个月经周期的治疗,即告痊愈。随访6个月未复发。

【病案赏析】 该病例系因精神因素影响,怒则伤肝,肝失条达,气机不畅,气滞不能运血,血行受阻,滞于胞宫而作痛。取气海为任脉经穴,通于胞宫,可理气活血,调理冲任;太冲为足厥阴原穴,有疏肝解郁、调理气血的作用;气海合以三阴交,调气行血,气调血行,痛经可止。中极可通调冲任,行瘀止痛,活血通经;配归来为足阳明经穴,用之调血气以辅中极之功;远端佐地机,系足太阴经之都,镇痛功强。实证加灸者,取其温通之力,俾经脉通,血下行,其痛自止。六者相合,奇效彰著。顾师指出针灸治疗痛经的方法甚是有效,但值得补充的是,操作时得气与否,效果如何,即"气至病所,气至而有效",针感传导方向非常关键。

医案3

肖某,女,16岁,2022年4月27日初诊。

主诉:经行少腹疼痛2年余。患者近两年,每次月经来潮时,少腹剧痛,经期过后,疼痛方止。经多方治疗无效,故前来我科治疗。患者自述经期血量较少,经色暗红有瘀块。舌暗,苔薄白,脉弦细。

证属:气滞血瘀,治拟通经活血,理气止痛。

治疗:取穴关元、中极、三阴交、地机、血海、合谷。患者仰卧位,穴位常规消毒,以上诸穴除任脉穴外均取双侧,行中到轻度刺激,得气后用平补平泻法。每逢月经来潮前3~5天开始治疗,每日针刺1次,每次留针20~30分钟。连续针刺治疗3个月经周期后,月经来潮时少腹偶有隐痛不适,较前明显减轻。

【病案赏析】 中医学认为痛经主要是气血运行不畅,病因主要有肝郁、寒湿、肾虚,病位在胞宫、冲任,经脉气血运行不畅,胞宫经血流通受阻,不通则痛。地机为足太阴脾经郄穴,为血中之气穴,加之关元、中极能活血祛瘀、调经止痛;三阴交为足三阴之会穴,功能益肾调血,为治疗女性生殖泌尿系统疾病不可缺少的要穴;合谷、血海、次髎为治疗痛经之要穴。针刺以上腧穴可通经活血,理气止痛,达到通则不痛之功。

(钱芳芸整理)

顾·师·点·评

针灸对原发性痛经效果十分明显,在月经来潮前2~3天给予治疗效果更理想。

二十八、带下病

医案

倪某,女,41岁,2020年5月17日初诊。

主诉:因"盆腔炎"发作,腰腹疼痛,下腹部坠胀,白带量多。易疲劳。舌红,苔薄黄,脉细数。

证属:下焦湿热,热毒湿邪留积。治拟清热解毒利湿、调理冲任。

治疗:取穴中极、带脉、三阴交、血海、阴陵泉、次髎、曲池,留针30分钟,每10分钟行针一次,日针1次。二诊:取穴同前,腹部压痛显著减轻。三诊:腹部轻微压痛,下腹部坠胀减轻,白带减少。四诊:诸症消失,临床治愈。

【病案赏析】 "盆腔炎"是西医病名,就其临床症状来看与祖国医学的"带下""癥瘕"等类似,其致病原因,祖国医学认为每因气滞血瘀或热毒湿邪留积,阻碍气机而致冲、任脉功能失调所致。顾师根据"盆腔炎"的病因、病机和临床表现,常选中极,它为任脉、足三阴经交会穴,膀胱募穴,取之可通调任脉,《入门》"中极主妇人下元虚冷,月事不调,赤白带下";带脉固摄本经,是治疗带浊之主穴;血海能凉血摄血;三阴交清利湿热、调理肝脾肾之气;次髎为局部取穴,能在局部清热解毒;热毒甚者配曲池,可奏清热解毒之功;阴陵泉通利水湿;诸穴共奏清热解毒利湿、调理冲任之功。

(钱芳芸整理)

顾·师·点·评

> 该病诊断时要注意色、质、味的
> 异常。色黄带血的要进一步检查。针灸大
> 法以健脾利湿为主。该病案诊断
> 明确，故取效。
>
> 顾兆军

该病诊断时要注意色、质、味的异常，色黄带血的要进一步检查。针灸大法以健脾利湿为主。该病案诊断明确，故取效。

二十九、不孕

医案 1

杨某,女,30 岁。于 2021 年 12 月 10 日初诊。

主诉:经期先后不定已 2 年余。每次月经来潮,小腹有微痛,食量减少,易感疲倦。2020 年 10 月结婚,年余未育,先往某医院妇科检查未发现异常,治疗不效,后转中医服药 20 余剂亦未收效。脉左细弦,右细缓,舌淡红少苔。

证属:详参左右脉象,是木乘土之候。脾土不胜,故食减少;肝郁不达,故气血失调,经脉壅滞而致经乱。

治疗:取中脘、关元、足三里、三阴交。针入留捻 10 分钟,纯用补法,继用温针灸 10 壮,足三里和三阴交,针入留捻 5 分钟,平补平泻之法。针灸 15 次后停诊。6 个月后随访,治疗后经期准时,无腹痛,并已孕 3 月。

【病案赏析】 本病例为冲任亏损。《内经》云:"冲为血海,任主胞胎。"中脘加温灸,能补脾利湿;关元加灸,能固本调血;足三里和三阴交,有辅助理脾疏肝的作用,诸穴合用,使冲任脉气调和,所以疗效显著。

医案 2

黄某,女,32 岁,于 2020 年 3 月 13 日初诊。

主诉:月经不调 3 年余。患者自婚后开始出现月经不调,已 3 年多,婚后至今未能怀孕,因此事和丈夫多有不快,心情不悦。曾服中西药治疗,未见效。现月经先后不定期,有血块,量多,伴有两乳作胀,食欲较差,小腹与胁部胀痛,舌质略红,苔黄腻,脉弦数。

证属:月经不调,郁气滞化火,冲任失调。治拟气,清热调经。

治疗:针刺选穴血海、三阴交、地机、行间、肝俞,施以徐疾补泻之泻法,留针 30 分钟,每日 1 次,治疗 10 次其经血来潮。

二诊(2020 年 4 月 12 日):经针治 10 次后其经血来潮,经量经色等趋于正常,血块减少,纳可,无乳房及胁肋胀痛。

三诊(2020 年 5 月 12 日):第 3 个月经周期继续守前方治疗 10 次,5 月 25 日月经来潮,周期正常,经量正常。

3 个月后患者来电告知已经怀孕。后生 1 女。

【病案赏析】 患者由于肝气郁结,久郁化火,胞宫蕴热,导致月经不调。治宜疏肝理气,清热调经。故取足厥阴经之荥穴行间配以肝俞,以泄肝火而疏气滞;取血海、地机以和营清热而调胞宫;三阴交为足太阴、厥阴、少阴之会,功能疏肝益肾,健脾统血,凉血调经。5 穴合用,各奏其效则月事自调。针灸对月经不调有较好的治疗效果,特别是对功能性月经不调有显著效果,若是生殖系统器质性病变引起的月经不调,要针对病因处理。女子特别应注意调畅情志,避免寒冷,气血才得以通畅。"冲为血海,任主胞胎",调理冲任则月经正常,利于受孕。

医案 3

何某,女,34 岁,于 2020 年 7 月 23 日初诊。

主诉:婚后 6 年未孕。患者月经正常来潮,无痛经,无腹痛,曾用多种药物及方法治疗,均未见效,听说针灸很有效,故前来治疗。舌淡,苔白薄,脉缓。

证属:冲任失调,治宜调理冲任,化痰祛瘀。

治疗:取穴关元、八髎、脾俞、三阴交、胞门、子户、气海、太冲。操作:毫针针刺,用补泻兼施之法,留针 30 分钟。以上腧穴每次用 2~3 穴,每日 1 次,共针灸 20 次。1 个月后随访已妊娠,1 年后随访,生 1 男孩。

【病案赏析】 不孕症系指生育年龄,婚后 3 年而不孕者,多为子宫发育不全,有原发性、继发性之分。其次多由于卵巢或精子通路受阻而引起，医学中对此记述颇多。如《素问·五常政大论篇》说："有胎孕不育，治之不全。"《巢氏病源》有"妇人挟痰无子，子脏寒冷无子，带下结积无子"之说。《诸病源候论·无子候》说："然妇人挟痰无子，皆由劳伤血气，冷热不通，而受风寒容于子宫，致使胞内生病……"此例病人素体肥胖多湿，又恣食膏粱厚味，痰湿内生，气机不畅，胞络受阻，不能摄精，故难成孕，取脾俞、三阴交理气血而化痰湿；关元、八髎调冲任而补下元；胞门、子户理胞络，气海、太冲疏调气机，所以治疗后很快就怀孕了。此外，对月经不调、子宫前屈或后倾而不孕者，针灸疗效亦颇佳。

（钱芳芸整理）

顾·师·点·评

不孕症重在调理冲、任二脉，对神经内分泌功能失调性不孕有效。该案理、法、方、穴正确，故取效。

三十、围绝经期综合征

医案

石某,女,50岁,于2021年8月13日初诊。

主诉:胸胁胀痛、心胸满闷3年余,加重半年。患者曾就诊于某医院,诊断为围绝经期综合征,予口服药物治疗(具体药名不详),经治病情未见明显缓解,近半年患者心胸满闷,胸胁胀痛,烦躁易怒,失眠多梦,不思饮食,口苦咽干,燥热汗出,大便不爽。舌红,苔黄,脉弦数。

证属:肝气郁结,治宜疏肝解郁,调理神气。

治疗:取穴胆经四透、合谷、太冲、期门、阳陵泉、内关、阴郄。操作上述穴位均取双侧,基本施以捻转法,刺激量以患者自我感到舒适可耐受为度,行针时令患者闭目,调匀呼吸,放松。针刺后留针30分钟,每天针刺治疗1次。经15次针刺治疗后基本痊愈。

【病案赏析】 围绝经期综合征属中医"郁证"范畴。此类患者发病涉及多个脏腑功能失调。其中以肝气郁结为主。《证治汇补·郁证》亦提出:"郁病虽多,皆因气不周流,法当顺气为先。"故治以疏肝解郁,调理神气。合谷、太冲为手阳明、足厥阴之原穴,即四关穴,《灵枢·九针十二原》曰:"五脏有六腑,六腑有十二原,十二原出于四关,四关主治五脏。"在此基础上配以期门、阳陵泉;内关、阴郄调神安志。合谷与阴郄相配又是止汗之对穴。胆经四透是顾师多年经验总结出的疏肝解郁的有效组穴,包括:① 从颔厌进针经悬颅、悬厘平刺至曲鬓方向;② 从曲鬓进针平刺至率谷方向;③ 从率谷进针平刺透过天冲;④ 从浮白进针平刺至头窍阴方向。以上诸穴共奏疏肝解郁、调理肾气之功。

(钱芳芸整理)

顾·师·点·评

> 该病主要是调理以肝肾为主。该案证穴相符，结合头针透刺故有效。
>
> 顾兆军

该病主要是调理以肝肾为主。该案证穴相符,结合头针透刺,故有效。

三十一、乳痈

医案 1

患者刘某,女,28 岁,2021 年 6 月 8 日初诊。

主诉:双侧乳房疼痛伴发热 2 天。

现病史:2 天前哺乳后出现乳房疼痛、恶寒发热、头身疼痛,最高体温 39.0 ℃,脉搏 110 次/分,曾于江苏省某医院乳腺科行手法排乳等治疗,症状未好转,遂至江苏省第二中医院针灸科就诊。

刻下:双侧乳房肿胀疼痛、乳房外上象限触及肿块,肿块如鸡卵大,推之可移,有压痛,疼痛牵引至双上肢,乳汁排出不畅,肿胀热痛,伴有发热、口渴、纳差、小便数、大便难,舌尖红,苔薄黄,脉数。

西医诊断:急性乳腺炎。

中医诊断:乳痈(气滞热壅证)。

治疗:治疗原则予以清热散结、通乳消肿。针灸选方:百会、印堂、膻中、乳根、期门、肩井、合谷、太冲、曲池、少泽。采用泻法,针刺频率:每日一次,一周 5 次。每次留针 30 分钟,期间行针 5~10 分钟。

【病案赏析】 乳痈多见于初产妇,临床以外吹乳痈常见,主要症状有乳房局部结块,红肿热痛,溃后脓出稠厚,伴恶寒发热。该病发病急、传变快,易成脓破溃,治疗贵在“早”。本案中妇人产后,气血骤虚,易感外邪和伤于情志,具有多虚、多瘀、多外邪的病理特点,治疗以“通补兼施,以通为主”,“通法”乃治疗乳痈第一法,通畅则热退,肿消痛止。

古籍中针刺穴位选择多在足阳明胃经、足厥阴肝经。针刺疗法《寿世保元》言:“乳房阳明经所经,乳头厥阴经所属。”故外吹乳痈针灸治疗选穴以足阳明胃经、足厥阴肝经为主,同时根据“经脉所过,主治所及”原理,以足少阴肾经、足少阳胆经、手太阴肺经等经穴为辅。治疗原则以清热散结为主,兼活血化瘀、调补气血。《针灸甲乙经》云:

"乳痈寒热,短气,卧不安,膺窗主之。""乳痈,凄索寒热,痛不可按,乳根主之。"《针灸大成·卷九》载:"乳痈:针乳疼处、膻中、大陵、委中、少泽、俞府。"

顾师的临证诊治特点为首需调神,神聚方易去病,故首针"百会、印堂",百会为肝经与督脉交汇之处,畅调情志;印堂为督脉在前额所过之处,宁心调神,二穴相配通调任督气血。产后妇人体虚,"引气归元"培土固元,调养正气。膻中为气会,宗气聚会之处,可理气降逆。合谷、太冲为原穴,阳明经多气多血,合谷属阳主气,清轻升散,偏于调气,厥阴经少气多血,太冲属阴主血,重浊下降,偏于调血,故刺四关能行气解郁,疏通乳汁。肩井清泻肝胆之火,为治乳房肿痛的经验效穴。曲池与四关穴相配以疏肝解郁、宽胸理气、清泻阳明之热毒。

医案2

吴某,女,31岁,2021年12月10日初诊。

主诉: 双乳肿痛8天。

现病史: 妊娠后3个月,母乳喂养,8天前无明显诱因下出现双乳红肿疼痛,发热无恶寒,最高体温39.5 ℃,外院诊断为急性乳腺炎、感染性发热,经抗感染等对症治疗后体温降至正常,但持续双乳肿痛。

刻下: 双乳肿痛,触及即疼痛影响哺乳,皮肤灼热,口渴,胃纳一般,小便短赤、大便干结难解,2天1次。舌质红,苔黄腻,脉洪数。

查体: 双侧乳房外下象限皮肤微红,有明显热胀感,左侧触及4.5 cm×3.5 cm左右局限性包块,右侧触及2.0 cm×2.0 cm左右局限性包块,触摸疼痛明显、无波动感。胸大肌(＋＋＋),前锯肌(＋＋),胸锁乳突肌(＋＋＋),肱二头肌(＋＋),斜方肌(＋＋＋＋),肩胛提肌(＋＋＋)。

西医诊断: 急性乳腺炎。

中医诊断: 乳痈(热毒炽盛)。

治疗: 治疗原则予以泻热解毒、通乳透脓。针灸选方:膻中、乳根、期门、肩井、内庭、大椎、曲池、少泽。采用泻法,针刺频率:每日一次,一周5次。每次留针30分钟,期间行针5~10分钟。火针及火罐治疗每2~5日1次。操作:患者仰卧位,充分暴露患侧乳房,针尖指向火焰外焰,将针体烧至通红,以患侧乳房包块中央为中心,每隔1.5~3.0 cm距离刺入疾进疾出,针刺深度约为10~40 mm;然后给予局部手法按摩,挤出大量黄稠脓液,根据患者胖瘦选取大小合适的火罐,在火针针刺部位拔罐,留罐。5~10分钟后起罐。

【病案赏析】《诸病源候论·妒乳候》云:"此由新产后,儿未能饮之,及饮不泄,或断儿乳,捻其乳汁不尽,皆令乳汁蓄积,与气血相搏,即壮热大渴引饮,牢强掣痛,手不得近也……";《外科冯氏锦囊秘录精义》说:"乳子之母,不知调养,怒忿所逆,郁闷所遏,厚味炙焯所酿,以致厥阴之气不行,故窍不得通,而汁不得出,阳明之血热沸腾,故热胜而化脓;亦有所乳之子,膈有滞痰,口气壅热,含乳而睡,热气所吹,遂生结核。于初起时,便须忍痛,揉吮令通,自可消散,失此不治,必成痈疖。"说明乳腺以通为顺,以堵为逆,以塞为因,故而顾兆军教授认为"法用三通,通为其本",早期治疗应以"通"为法,通过疏表邪、通乳络、去积乳、行气滞从而达到消除结块的目的。

火针疗法是用一种特制的针具,经加热烧红后采用一定的手法刺入人体腧穴或患处的一种针灸治疗方法,具有温通经络、扶正助阳、祛邪引热的功效。火针为强通之法,擅治恶疾。此法以火针火热之性,通过腧穴、经脉的作用,直接激发经气,鼓舞正气,起到防病治病的作用。借"火"力而取效,具有针刺和艾灸的双重作用,可以以此来激发经气,增加人体阳气,达到调节脏腑机能、疏通经络的目的。乳痈因乳汁淤积而引起局部水肿,压迫乳管,导致乳房气血运行不畅,膻中属任脉,是宗气所聚,可蓄积调节阴经气血,为通乳要穴;乳根为足阳明胃经腧穴,胃经为多血多气之经,为生乳、通乳之要穴。火针通过针刺两穴、肿块部位,促进乳房血液循环、血管再生,加快血流速度,改善局部血流量,减轻局部疼痛感。放血可疏通乳房经脉之气,血行通畅,宣泄瘀滞的乳汁,通则不痛,达到气血调和、经络得通、祛病止痛的目的。

哺乳妇女在进行火针、火罐治疗的同时,不影响正常哺乳。

(魏春玲整理)

顾·师·点·评

乳痈的针刺治疗原则是清热、理气、散结。病例刘女士、吴女士证穴相符,故速效。

三十二、湿疹

医案1

患者张某,女,35岁,2022年7月15日初诊。

主诉:全身皮疹反复发作4余年。患者自诉4年前无明显诱因下出现全身散在皮疹,皮疹颜色鲜红、大小不一,瘙痒难耐,搔抓后有液体流水,当地医院诊断为"湿疹",此后间断服用抗组胺药,时有反复瘙痒、液体渗出,缠绵难愈。

刻下:全身散在暗红色皮疹、结痂,皮肤干燥、增厚、色素沉着,可见部分呈苔藓样变,瘙痒,时有液体渗出,伴有头昏乏力,口干不欲饮,纳可,夜寐差,二便尚可。舌淡红,苔薄白,脉沉细。

西医诊断:湿疹。

中医诊断:湿疹(血虚风燥证)。

治疗:予以养血润燥、祛风止痒。针灸处方:曲池、足三里、三阴交、阴陵泉、皮损局部、脾俞、肝俞、血海。操作:经穴常规针刺,留针30分钟;皮损局部用皮肤针叩刺出血后,再拔火罐,留罐5分钟,每日针刺一次,叩刺放血隔日一次。中药处方:白鲜皮20 g,牡丹皮10 g,桑白皮20 g,丹参10 g,刺蒺藜10 g,地肤子10 g,黄芪30 g,当归10 g,荆芥10 g,防风10 g,蝉蜕10 g,乌梅10 g,鳖甲30 g,百合30 g,酸枣仁30 g,甘草10 g。3剂,一日一剂,水煎服。嘱患者用药渣煎汤擦洗患处。

二诊:7月19日复诊,瘙痒频率、程度减轻,未有新发皮疹,液体渗出较前减少,皮损色素沉着好转。夜寐差,舌红苔薄白,脉沉细。针刺中加用内关、安眠穴;中药方加五味子10 g,继予3剂。

三诊:7月23日复诊,瘙痒进一步减轻,皮损色暗情况明显改善,皮肤粗糙状态改善,睡眠好转,二便调。舌红,苔薄白,脉沉细。针刺维持原处方,中药方继予3剂。

【病案赏析】《素问·至真要大论篇》云："诸湿肿满,皆属于脾",先天禀赋不足或后天饮食不节,过食辛辣刺激之品,损伤脾胃,运化失司,湿热内生;腠理开泄,卫外不固,风邪入体,搏结于肌肤,久而气血运行不畅,瘀血不去,新血不生,血虚生风,发为本病。刺络放血可调节皮肤微循环,促进炎症代谢物质吸收,抑制变态反应,从而起到治疗目的。

该案患者病程较长,久病伤及气血,生风化燥,可见瘙痒,皮肤干燥、增厚、色素沉着、可见部分呈苔藓样变,辨证为湿疹后期血虚风燥证。其治疗应在湿疹方清热解毒的基础上,养血润燥,祛风止痒。本案加用当归、黄芪益气养血,荆芥、防风、蝉蜕增强其祛风止痒,乌梅生津液,百合、酸枣仁安神助眠。二诊时患者症状改善,原方加五味子安神,益气生津,与酸枣仁配伍,一补一敛,宁心安神。诸药相合,共奏祛风养血润燥、养心安神之功,药少而力专,瘙痒得止,则肌肤得以恢复。

医案 2

患者李某,女,41 岁,2023 年 1 月 15 日初诊。

主诉:双上肢红斑、丘疹伴瘙痒 12 天,加重 4 天。就诊前 4 天红斑范围扩大,丘疹数量增多,瘙痒加重。刻下症见:神疲,全身散在斑丘疹,色红,高出皮面,直径 1~2 mm,以脱屑、结痂为主,部分皮疹可见脱屑,皮肤瘙痒剧烈,纳寐一般,小便可,大便质黏。舌淡红,苔白腻,脉滑。

西医诊断:湿疹。

中医诊断:湿疮(脾虚湿盛证)。

治疗:治疗原则以健脾利湿。操作方法:① 刺血:患者取俯卧位,取脾俞(双侧)、胃俞(双侧)。取梅花针,针尖垂直于皮肤叩击,叩击频率为 60~70 次/分钟,以可见微微渗血为度。② 针刺:中脘、下脘、气海、关元、水道、安眠、内关、三阴交。刺血每周 2 次,针刺隔日 1 次,1 周治疗 3 次,2 周为 1 个疗程。

二诊:1 月 22 日复诊,患者瘙痒减轻,皮疹较前减少,发作范围较前明显缩小，皮损色淡红，纳可，眠一般，舌淡红，苔薄白，脉细。现患者病情较稳定，可停刺血，针刺穴位处方改为：中脘、下脘、气海、关元、血海、足三里、安眠。

三诊：2月1日复诊，患者湿疹基本已褪，嘱患者健康饮食，规律作息，避免接触刺激性化学物品，保持心情愉悦，平素可适量涂抹润肤露，不适随诊。

【病案赏析】 湿疹属于身心疾病范畴，严重者给患者造成心理负担，而中医学认为人的心理活动归"神"主管。《素问》云："凡刺之真，必先治神。"治疗疾病强调整体观念，以调神为主，顾师临证中也尤为重视对"神"的调护，针灸治疗时医者专一其神，患者也需守神，常选内关、安眠、三阴交等穴以调神。内关，属手厥阴心包经，为心包之络穴，可宁心安神；安眠为经外奇穴，常用于调神助眠；三阴交为足三阴经交会之穴。

本病例中发病机制为湿气泛溢肌肤，则发为湿疹。皮损以鳞屑、结痂为主，少许水疱、渗液，辨期为亚急性期，结合舌脉，辨证为脾虚湿盛。全身散在皮疹，无明显聚集部位，故初诊以腹针引气归元、健运中焦，加双侧水道利湿而出，安眠、内关、三阴交安神助眠，辅助刺血疗法，取脾俞、胃俞为主，加强健脾利湿之力度，故脾得以运，湿得以利，神得以安。二诊皮损面积缩小，色淡红，眠仍一般，考虑仍有脾虚，运化不佳，血不得生，故皮损色淡，眠一般，针灸在原方基础上加足三里、血海健脾补血。三诊时，患者湿疹基本已褪，故嘱患者调畅情志以养神，少食寒凉之物避免疾病复发，加强锻炼增强体质，适当润肤做好调护。

（魏春玲整理）

顾·师·点·评

湿疹范围小的针刺即可，范围大的
应针药结合，祛风通络为原则。

顾祖华

湿疹范围小的针刺即可,范围大的应针药结合,祛风通络为原则。

三十三、蛇丹

医案

刘某,女,82岁,2021年4月6日因右胁肋部疼痛5天伴疱疹1日就诊。

主诉:患者5天前无明显诱因下出现右侧胁肋部刺痛,1日前发现右胁肋部皮肤表面出现淡黄色水疱疹,疱疹逐渐蔓延至右侧腰背部,局部灼热刺痛进行性加重,口苦,咽干,胃纳减,小便黄,便秘,每3日一行,入睡困难,舌红,苔黄厚腻,边有瘀斑,脉沉弦。否认胆结石、胆囊炎、外伤等病史。既往有2型糖尿病、高血压、脑梗死病史多年。

西医诊断:带状疱疹。

中医诊断:蛇串疮,瘀热互结证。

治疗:治疗原则予以清热解毒、活血化瘀。针灸选方:合谷、外关、曲池、支沟、夹脊穴、局部围刺、阳陵泉、血海、足三里、行间、太冲。采用泻法,针刺频率:每日一次,一周5次。每次留针30分钟,期间行针5～10分钟,然后腰背部拔罐10分钟。中药处方:予瓜蒌红花汤加减,药物组成:瓜蒌30 g,红花、芒硝各10 g,炒栀子、厚朴各15 g,生白术30 g,枳实15 g,酒当归30 g,桃仁20 g,全蝎10 g,蜈蚣2条,皂角刺15 g,生甘草10 g。7剂,水煎服,日1剂,早晚分服。

二诊:4月13日复诊,患者未见新增疱疹,疱疹基底皮肤由鲜红色转为暗红色,疼痛减轻,大便通,余诸症皆有缓解,舌红苔黄微厚,边有瘀斑,脉弦滑。针刺处方:原方加膈俞穴、三阴交。采用平补平泻法,针刺频率:每日一次,一周5次。每次留针30分钟,然后腰背部拔罐10分钟。中药处方:原方去芒硝、加金银花30 g。7剂,水煎服,日1剂,早晚分服。

三诊:4月20日复诊,患者见疱疹干瘪结痂,局部皮肤均为暗红色,无明显疼痛,口干,大便略稀,日行2次,舌红,苔白少津,脉弦。针灸处方:上方去支沟、行间,加脾俞、内关。采用平补平泻法,针刺频率:每日一次,一周5次。每次留针30分钟,然后腰背部拔罐10分钟。中药处方:上方去桃仁、皂角刺改金银花15 g,加知母、黄芪各20 g,7剂,水煎服,日1剂,早晚分服。

【病案赏析】 "邪之所凑,其气必虚",患者素体虚弱或正气不足,导致邪气乘虚而入或伏邪作祟,乃发蛇串疮。"治病必求于本",治之必当扶正祛邪,驱邪于外、引邪外出加以匡扶正气相结合。夹脊穴在统摄一身阳气的督脉与多气多血的足太阳膀胱经之间,既能振奋一身阳气又可调理气血,有着调理脏腑功能的良效。在现代医学研究中,夹脊穴周围有大量神经组织存在,而带状疱疹病毒潜伏于三叉神经节和背根神经节的神经元,在机体免疫力低下时被激活且快速繁殖,引发周围神经炎,导致神经敏化甚至使神经细胞凋亡造成不可逆的损害。针刺相应的夹脊穴能够抑制过度的炎性反应、阻断痛觉传导、抑制细胞凋亡、促进神经元生长。

围刺针法源自《灵枢·官针》,是由"扬刺法"演化而来。操作时采取多毫针手法,先直刺病变部位中心或者主穴,再使用多根毫针在病变部位四周向中心方向斜刺或平刺,形成包围圈,达到"围可歼之"的效果,完美体现了腧穴的近治作用。通过调节局部气血加速新陈代谢,起到活血化瘀、消肿止痛的治疗效果。同时,围刺法刺激病变局部阿是穴,进行外周神经调控,抑制脊髓背角的刺激信号感受器,提高痛觉阈值。

根据带状疱疹的病因病机,顾师针灸治疗多以清肝泻火、健脾祛湿、清热解毒为原则,因此临床多选择与之对应的经脉与穴位。支沟为手少阳三焦经经穴,针刺可清解三焦湿热;阳陵泉为胆经合穴,具有疏肝利胆、舒筋止痛之功;行间为木经之火穴,与太冲合用,清肝胆实火,泄肝胆湿热;三阴交和阴陵泉都善于健脾除湿,阴陵泉为脾经合穴,对于由脾胃运化失常所致的湿热聚集、外蕴肌肤而成的疾患有独特作用;三阴交还能健脾益气、调补肝肾;血海为脾经经穴,能活血化瘀，通经止痛；足三里可以补益后天气血生化之源，扶正祛邪，疾病自愈，共同用于脾虚湿盛证。合谷、曲池同属阳明，合谷镇静止痛、通经活络，曲池清热解表、疏经通络，两穴同用，可宣泄气中之热；外关属三焦经，又为八脉交会穴，与风池穴共用有疏风清热止痛之功，共同用于热毒炽盛证。二诊时患者热毒渐退，血瘀之象明显，遂加用膈俞穴活血化瘀、通络止痛。三诊时患者出现脾气虚弱，热已退，加用脾俞以健脾益气、内关疏肝理气。

瓜蒌红花汤首见于孙一奎著作《赤水玄珠·医旨绪余》，方中瓜蒌为君，主清热、散结、消痈肿疮毒，臣以红花活血润燥、止痛消肿，佐生甘草泻火解毒、缓急止痛，三味药配伍，共奏清热解毒、活血止痛之效。本案患者虽已年过八旬，身之正气明显虚损，又因湿热内盛、血络不通，邪正相争发于肌表所致，故本方以瓜蒌、红花清湿热、通血络；皂角刺功善"治痈肿、风疬恶疮、攻痘疮起发、化毒成浆"，托毒外出，消肿生肌，为外科要药；生白术、厚朴、枳实作用甘缓，理气健脾燥湿而不伤阴；又因患者平素大便秘结，腑气不通，内热亢盛，以芒硝泻脏腑实热，"腑以通为用"，大肠之气不能通降，则水反为湿，谷反为滞，形成气滞、血瘀、痰湿、火郁，故又添栀子清三焦之火。全蝎、蜈蚣主入肝经通经活络，虽有小毒但其走窜之力最速，内达脏腑外通经络，两者相须为用相得益彰；当归、桃仁均入肝经，合用既能辅助全蝎、蜈蚣增活血通络之功，又能配合芒硝添润肠通便之效。此外，《神农本草经》提出"当归主诸恶疮疡金疮"，为祛热邪之要药，又如其名能够"使气血各有所归"。生甘草性甘味偏凉，既消痈肿，又可解百药毒，调和诸药。7剂药后患者疮疹未增、大便通，可知腑内邪热已下，故去芒硝，以防通腑泻火之力太过伤正，改用金银花清余热、解痈毒。《本草纲目》云："金银花性寒味苦……后世称其消肿、散毒、治疮为要药。"又7剂药后患者疮疹干瘪结痂向愈，诸症好转，唯大便稀，故去桃仁、皂角刺，金银花减量，又添知母、黄芪养阴益气，免苦寒太过凝；为防余邪未净，火热之毒伤阴，阻塞经络，致疼痛缠绵难愈，守方沿用全蝎、蜈蚣以活血化瘀，以达除邪务尽之目的。

（魏春玲整理）

顾·师·点·评

带状疱疹必须明确诊断，尽早治疗，针药结合，内服与外治结合，防止后遗症的发生。

三十四、扭伤

医案 1

患者许某,女,37 岁,2022 年 7 月 20 日初诊。

主诉:右踝关节肿痛 1 月余。患者 1 月前因行走不慎扭伤右踝关节,当时外踝周围肿胀、疼痛,关节功能活动受限,自行膏药贴敷局部治疗,加上制动休息后右踝关节肿胀有所缓解,但右踝关节仍然疼痛不减。

刻下症见:右踝部轻微肿胀,局部压痛明显,皮温正常,踝关节活动受限。

检查:右踝跖屈内翻受限,内、外踝前方均有压痛,轻度肿胀。

西医诊断:踝关节扭伤。

中医诊断:扭伤(气滞血瘀)。

治疗:治疗原则为通经活络、消肿止痛。操作过程:先用火针点刺内、外踝前方压痛点,然后取穴右踝阿是、照海、申脉、丘墟、商丘、三阴交、阳陵泉、绝骨、太白、太冲,针刺得气后连接电针仪,选用疏密波,留针 30 分钟,隔日 1 次。第 1 次治疗后次日关节肿胀、疼痛减轻,行走自如,但关节活动仍轻微受限,又继续治疗 3 次,踝关节功能活动恢复正常。1 个月后随访,无不适。

【病案赏析】 踝关节扭伤后,韧带、血管损伤,关节稳定性下降,如果治疗不及时或方法不当,或长期劳损负重活动,造成关节内慢性炎症反应长期存在,可形成关节内不同程度的粘连、滑膜增厚,以致局部疼痛、肿胀,随着关节不可避免地反复活动,造成陈旧性损伤,反复发作,病情迁延难愈。陈旧性踝关节扭伤属于中医学"筋伤""痹证"范畴。病因病机为血脉经络受损,瘀血阻滞,气血运行不畅,不通则痛。陈旧性损伤,病程长,气血亏虚而不能濡养筋骨,筋脉空虚失养而致踝关节疼痛、肿胀、无力,不耐久行。治疗应以舒筋通络、温经活血止痛为原则。三阴交为足三阴经交会穴,可健脾养血,濡养筋脉;阳陵泉为筋会,是治疗筋病的要穴,具有舒筋通络之功;配合髓会之绝骨,可强筋健骨；太白、太冲分别为足太阴脾经、足厥阴肝经之输、原穴，《难经》曰："俞主体重节痛"，针刺二穴可消肿止痛、补益肝脾；照海、申脉均为八脉交会穴，分别通阴跷、阳跷，而跷脉起于足，具有调节下肢运动的功能。踝周诸穴合用起到活血止痛、疏通经络、改善局部气血循环的作用。

　　火针集针、热于一体，具有温经通络、活血止痛、散结消癥的功能，直接作用在踝关节局部，同时针孔能放出积液或瘀血，达到改善局部微循环、促进炎症吸收、软组织再生的作用。电针具有良好的电生理特性，此法结合了针和电的双重刺激，可起到促进血液循环、增强新陈代谢、镇静止痛、调整肌张力的作用。

医案2

　　患者朱某，女，64岁，2023年3月12日初诊。

　　主诉：左腕关节肿痛3天。患者3天前因搬重物后不慎扭伤左腕关节，左腕部周围肿胀、疼痛，关节功能活动受限，自行冷敷局部，肿胀有所缓解，但仍然疼痛。

　　刻下症见：左腕部肿胀，局部压痛明显，皮温升高，皮色红紫。

　　检查：左腕内外旋活动受限，内、外侧均有压痛、肿胀。

　　西医诊断：急性腕关节扭伤。

　　中医诊断：扭伤（气滞血瘀）。

　　治疗：治疗原则为通经活络、消肿止痛。操作过程：针刺选穴：选取上下对应点，即选取左侧踝关节周围穴位、三阴交、局部阿是穴。并在针刺得气后，在留针期间使患者主动或被动地运动指腕关节，作屈伸动作，以患部不痛为度。运动能使针刺部位产生针感，即运动针感，留针30分钟，一天1次，3次为1疗程。针刺1个疗程后，患者肿胀及疼痛均消失，左腕关节功能活动恢复正常。

　　【病案赏析】　腕关节扭伤属中医"扭伤"范畴，系外力和局部活动不协调等因素引起，致筋脉、关节受损、气血壅滞，运行受阻，"不通则痛"。根据祖国医学"病在上而下取之"的原则，取上下对应点、三阴交治疗指腕关节扭伤。取上下对应点，因其针刺部位和病变部位形态相似、功能相似，寓于"远道按部位取穴"之意。三阴交属足太阴脾经，"脾主四肢"，消肿止痛奇效，具有行气活血作用。两穴相伍更使患处经络舒通，气血畅通，"通则不痛"。远道取穴由于远离患位，避免了直接针刺病人的疼痛区，并且不妨碍患部活动，所以又为配合运动疗法奠定了基础。针刺的同时运动患部，叫做针刺运动疗法。针刺"得气"使指腕关节疼痛锐减，运动自如，而运动使针刺部位产生针感，这样远近结合，上下呼应，有利经络气血的疏通，"通则不痛"。故出现患部越运动、针感越强、疼痛越减轻的现象。运动使针刺部位持续产生针感并逐步增强，保证了相应的有效刺激量；而运动针感的持续产生又避免了静留针过程中患者酸、麻、胀、重等得气感的减退或消失，维持着针刺有效刺激时间。这两个重要因素的产生都离不开运动针感，可见运动针感的产生标志着针刺手法的成功，是取得疗效的关键。

（魏春玲整理）

顾·师·点·评

不管何处扭挫伤，都应及时治疗，且同一局部不可反复扭伤。局部腧穴加远道循经取穴有效。该案遵此原则，故取效。

三十五、风疹

医案 1

患者祁某,女,27 岁,2022 年 7 月 15 日初诊。

主诉:双上肢皮肤瘙痒 4 小时。

刻下症见:双上肢数个小风团,瘙痒剧烈,用手抓后痒感更甚,风团逐渐变大、增多,瘙痒范围迅速扩大,遇热后加重。

检查:双上肢、胸背部有散在大小不等、形状不一的疹块,高于皮肤,表面发红,有的已融合成片。舌红,苔薄黄,脉浮数。

中医诊断:风疹(风热犯表证)。

西医诊断:急性荨麻疹。

治疗:治疗原则予以疏风清热。针灸处方:曲池、合谷、血海、三阴交、肺俞、膈俞、大椎、风门。操作:经穴常规针刺,采用泻法,留针 30 分钟;刺络拔罐:取双侧肺俞、膈俞刺络放血后拔火罐,10 分后取罐。神阙拔罐法:神阙穴连续拔罐 3 次,一次 5 分钟,然后取罐。

随访:经上述处理后,风疹出现逐渐减少,3 日后风疹消退,再未出现。

【病案赏析】 卫气不固,风热之邪侵袭,邪入营血,气血不和而发病。辨证立法:疏风清热、调和气血、宁心安神。明·李中梓《医宗必读卷十·痹》有"治风先治血,血行则风自灭"之说,历代医家治疗皮肤病组方中都蕴含有"治血"之法,其中尤以养血、活血、凉血治风为多。处方中选择合谷、血海合用可疏风清热,凉血止痒;肺俞、膈俞为背俞穴,二者合用可疏风止痒,膈俞是治疗血证的腧穴,采用刺络放血的方法能体现"治风先治血,血行则风自灭"的理论。拔罐可温经补气,活血化瘀,同时给邪气以出路,使邪气随血而出。患者为急性发病,且遇热加重,治疗中取穴大椎、肺俞、膈俞,可起到泻热凉血、祛风的功效。神阙穴位于肚脐中央,脐为腹壁最后关闭和最薄处,敏感度高,含有大量的微血管,局部拔火罐可调节神经—内分泌—免疫网络,增强机体的免疫力,从而抑制过敏反应,从而减轻症状。由于刺络放血具有整体调节的作用,患者求诊及时,故愈后良好。

医案 2

患者杨某,男,78 岁,2023 年 4 月 9 日初诊。

主诉:全身皮肤瘙痒半年余。患者半年来全身瘙痒,反复发作,风团时多时少,夜间加重,心烦少寐,口干,手足心热,舌红,少苔,脉细数无力。

诊断:中医诊断:风疹(血虚风燥证);西医诊断:慢性荨麻疹。

治疗:治疗原则予以养血润燥、祛风止痒。针灸处方:百会、曲池、合谷、血海、三阴交、肺俞、膈俞、风门、脾俞、足三里。操作:三棱针点刺百会穴或四神聪穴,放血 3~4 滴。其余腧穴常规针刺,采用补法,留针 30 分钟,隔日一次,放血疗法一周 2 次。针刺两周后随访,患者全身皮肤瘙痒基本消失。

【病案赏析】 治疗风疹,重在祛除风邪。《内经》云:"高巅之上,唯风可到""伤于风者,上先受之"。脑居高巅,风易侵入,百会穴属督脉穴位于巅顶,针刺之可追根溯源、疏风祛邪、升阳举陷、活血和营,使邪有出路。对于风疹重症,百会穴或四神聪穴点刺放血不仅可以息风定痉、通经活络,还可以开窍泻热,起到急救作用,防止和避免呼吸困难、窒息等危候发生。治疗重症时,要注意患者体位应舒适,谨防晕针。一般每次出血量 3~4 滴为宜,操作手法宜稳、准、快,不可用力过猛、创伤过大。

(魏春玲整理)

顾·师·点·评

针刺对风疹的治疗子起立竿见影之
效。"治风先治血，血行风自灭"，花祛风
的同时适当应用活血法，故该案速效。

顾北辰

针刺对风疹的治疗可起立竿见影之效。"治风先治血，血行风自灭"，在祛风的同
时适当应用活血法，故该案速效。

三十六、目赤肿痛

医案 1

方某,男性,60岁,2020年8月20日初诊。

主诉:双目红赤灼热、痛痒皆作、畏光、流泪、分泌物增多2天。患者2天前突然出现上述症状,自诉采用氧氟沙星滴眼液滴眼,治疗效果不佳,遂至顾兆军教授门诊就诊,初诊时见双目红赤,畏光、流泪、眵多,纳食尚可,夜寐一般,苔薄白,脉浮数。中医诊断为目赤肿痛(外感风热),西医诊断为急性结膜炎。治以清热风热,消肿定痛,予双耳尖、双太阳穴放血,针刺睛明、风池、合谷、曲池,次日即感眼部灼热痒痛明显减轻,畏光、流泪、分泌物亦明显减少,第3日继续治疗1次,诸症消失。

【病案赏析】 目赤肿痛是临床眼疾患中一个常见的急性症状。古代文献根据发病原因、症状急重和流行性质,称之为"风眼热""暴风客眼""天行赤眼"等。本例患者的目赤肿痛因外感风热时邪,侵袭目窍,郁而不宣。治疗旨在清泄风热、消肿定痛。耳尖穴点刺放血法,可以清热泻火,太阳穴采用刺络拔罐放血法,可以起到清热消肿,止痛舒络的功效。睛明为手足太阳、足阳明、阴阳跷五脉之会,针刺之可宣泄患部之郁热,能通络明目,《素问·五脏生成》谓:"诸脉者,皆属于目。"故取睛明既可疏导局部气血,又可滋肝肾而明目;合谷、曲池调阳明经气,可清热解表,疏散风热;风池归属足少阳胆经,可祛外风清泄风热。

医案 2

李某,女,56岁,2021年9月6日因"双目红肿疼痛、畏光、流泪、分泌物增多1天"就诊。

主诉:患者1天前中午与邻居吵架,当晚出现上述症状,遂至门诊就诊,初诊可见:患者目睛红赤、畏光、流泪、眵多,兼有口苦、烦热,大便干结,舌边尖红,脉弦滑。诊断为目赤肿痛(肝胆火盛),西医诊断为急性结膜炎。予双耳尖和双太阳穴放血治疗。次日目痛明显减轻,畏光、流泪、分泌物亦明显减少。第3天继续双耳尖、双太阳穴放血1

次,第4天痊愈。

【病案赏析】 目赤肿痛常与外感风热、时疫热毒之邪,或肝胆火盛等因素有关,以实证为主。《灵枢·口问》篇说:"目者,宗脉之所聚也。"《灵枢·邪气脏腑病形》篇说:"十二经脉,三百六十五络,其血气皆上于面而走空窍,其精阳气上走于目而为之睛。"这都说明了眼与脏腑之间,靠经络的连接贯通保持着密切的联系。本例患者因肝胆之火,循经上扰,以致络脉闭阻,血壅气滞,猝然发病。本法采用放血疗法,旨在清肝胆之火,消肿止痛。其中的三棱针耳尖点刺放血、太阳穴刺络拔罐放血均属于三棱针疗法范围,古人称之为"刺血络""刺络",现代称之为"放血疗法",该法可以使热毒随血而泻,耳尖穴为治疗眼科疾病的经验有效穴,采用点刺放血法,可以起到清热泻火、镇肝潜阳、清脑明目的功效,而太阳穴为局部取穴,采用刺络拔罐放血法,可以起到清热消肿,止痛舒络的功效,两者配伍应用共奏通经活络、开窍泻热、消毒止痛之功,可使目赤肿痛患者的临床症状迅速减轻或消失。

(熊嘉玮整理)

顾·师·点·评

目赤肿痛临床大多为实证,同侧耳尖或太阳穴三棱针点刺放血有特效,加上辨证用穴效果更为明显。

三十七、眼睑下垂

医案

患者,女,65岁,2021年3月16日就诊。

主诉:2月前无明显诱因下出现左睑上抬无力,于当地医院查头颅CT未见明显异常。就诊时候症见左眼睑下垂,无眼肌抽动,诉平素易感周身乏力,腰膝酸软,畏寒,纳食欠香,进食少,大便欠成形,易溏,舌淡胖有齿痕,苔薄白,脉细滑。

查体:左眼睑无力抬举,遮盖1/2瞳孔,眼球转动尚可,双侧眼睑瞳孔等大等圆,对光反射存在,角膜反射存在。

中医诊断:痿证(脾肾亏虚)。

西医诊断:眼睑下垂。

证属:治拟补肾健脾、益气养血。

治疗:取穴阳白、攒竹、丝竹空、睛明、球后、百会、内关、合谷、足三里、三阴交、申脉、照海、太冲。患者仰卧位,局部常规消毒,取丝竹空、阳白、攒竹向上斜刺,捻转得气,嘱患者闭眼,避开眼球直刺睛明、球后,余穴均直刺,平补平泻,留针30分钟。每日1次,10天为一疗程,期间休针2次。治疗2个疗程,左眼睑可抬举,眼裂较前增大,第3个疗程结束后,眼睑抬举正常。

【病案赏析】 眼睑下垂属中医"睑废""睢目"范畴。西医认为本病是由于提上升睑肌和米勒氏平滑肌功能受损导致的功能缺失,使得上眼睑部分或全部不能提起,遮挡部分或全部瞳孔。中医认为本病病位在胞睑,病机为脾肾亏虚,脉络失养,邪客于胞睑所致眼肌松弛无力上举。本例患者脾胃虚弱,肾气不足,首先眼区局部取穴,取阳白、攒竹、丝竹空、睛明、球后,以通经活络、调和局部气血,松解眼周肌肉而升提眼睑。《银海指南》载:"中气不足,为眼皮宽纵。"胞睑为"肉轮",脾主之,脾气虚弱,升举无力,则眼睑下垂。百会为诸阳之会,脏腑之气血汇聚于此,针刺可促进眼周血液循环,濡养眼部筋脉肌肉,亦可升阳益气,有助眼睑上举之功。足三里、合谷益气补脾。两穴均为阳明经穴,多气多血,所谓"痿证独取阳明",精血化生有源,润养宗筋。《灵枢·大惑论》谓:"病目而不得视者,何气使然……卫气留于阴,不得行于阳,留于阴则阴气盛,阴气盛则阴跷满,不得入于阳则阳气虚,故目闭也。"眼睑下垂,为阴盛阳衰之证,合谷合太冲,开四关,调阴阳。三阴交为足三阴经交会穴,补肝肾、健脾,局部针刺,激发经气,改善循环,刺激肌肉恢复活力。阴阳跷脉"司目之开阖",《灵枢·寒热病》云:"………阴跷、阳跷,阴阳相交,交于目锐眦。"阴阳跷脉会于目内眦,不仅可束眼睑肌肉,其脉气还可濡养眼目,调节眼睑开合。申脉穴为足太阳膀胱经穴,照海穴为足少阴肾经穴,均为八脉交会穴,分别通阳脉跷、阴跷脉。眼睑下垂在阴阳中属阴,故治疗应补阳泻阴,补申脉泻照海。

(熊嘉玮整理)

顾·师·点·评

眼睑下垂的中医治疗重在补虚,补脾益肾为法。

三十八、斜视

医案1

王某,男,38岁,于2020年3月6日就诊。

主诉:患者1月前不慎感冒后出现双眼视一为二,伴头晕,经治疗后外感症状消失,复视症状未见明显好转,1周前患者出现右眼球难以向内活动,遂至我院门诊就诊,就诊时症见右眼球向外眦方向偏斜,伴活动障碍,右眼球向内侧看时活动明显受限,眼睑活动正常,诉平素易感,季节交替时为甚,纳食欠佳,易感倦怠,舌质淡,苔薄白,脉沉细弱。

中医诊断:风牵偏视(气虚外感证)。

西医诊断:外斜视。

证属:治拟补气益血,活血通络。

治疗:选取睛明、球后、阳白、太阳、攒竹、合谷、足三里、三阴交,针刺30分钟,后取俯卧位予腰背部拔罐10分钟。每日1次,10次为一疗程,期间休针2次。治疗1个疗程后患者右眼球活动不利较前好转,复视改善;治疗24次之后患者右眼球活动自如,复视消失,斜视治愈。

【病案赏析】 斜视是眼球运动受限较常见的眼病,其特征是眼球突然偏斜,转动受限,视一为二,视物成双。在中医学中属于"风牵偏视""视一为二""目偏视"范畴。临床此病证型较为繁杂,辨证体现了虚、实两方面。患者为中年男性,素体脾胃气虚,气血不足,经脉空虚,易感风邪,正值冬春季节交替之时,风邪乘虚侵袭,目系拘急,经络不通,形成眼肌麻痹,故成斜视。李东垣言"目之内眦,太阳膀胱之所过,血多气少。目之锐眦,少阳胆经,血少气多。目之上纲,太阳小肠经也,亦血多气少。目之下纲,阳明胃经也,血气俱多……惟足厥阴肝经,连于目系而已。"从西医角度来看,眼周取穴使针刺效应通过神经到体液系统的传导刺激神经末梢,修复受损神经,增强毛细血管通透性,增加血流量,改善眼局部微循环,恢复眼外肌运动功能。睛明乃手足太阳、足阳明、阴阳跷脉汇集之处,膀胱经之血通过睛明穴上供于目,针刺此穴,可通经活络,聚五脏六腑之精,随经气上行而注于目,使目受血而能视。足三里属阳明胃经,多气多血,有健脾益气之功;三阴交为脾经要穴,也是肝脾肾三经交会之穴,针刺三阴交可起到健脾助运、益精养阴、目有所养的功效;配用合谷穴共奏行气活血、化瘀通络之效。背俞穴拔罐可温阳通络,补益脾肾。

医案 2

张某某,男,68岁。于2020年4月16日因"右眼珠偏向内侧,视物成双3天"就诊。

主诉:患者于4月13日晨起突然发现视物成双,伴头晕,右侧眼球内斜,眼球外转受限,舌质红,苔黄腻,脉弦滑。患者既往有"高血压""糖尿病"病史10余年,血糖控制欠佳。

西医诊断:内斜视。

中医诊断:风牵偏视(风痰阻络证)。

治法:祛风化痰,活血通络。

治疗:针刺选穴睛明、阳白、太阳、球后、攒竹、合谷、风池、丰隆、光明、足三里、太冲,针刺30分钟,每日1次,10次为一疗程,期间休针2次。治疗1个疗程后患者复视、头晕较前明显好转,右眼球活动改善;2个疗程后患者无明显复视,右眼球活动明显好转,第3个疗程结束后患者斜视治愈。

【病案赏析】 风牵偏视又名目偏视、坠睛、坠睛眼。坠睛之记载首见于《太平圣惠方·治坠睛诸方》:"坠睛眼者,由眼中贼风所吹故……则瞳人牵拽向下。"《诸病源候论·目病诸候》谓:"人脏腑虚而风邪入于目,而瞳子被风所射,睛不正则偏视。"均视眼珠偏斜为其主症。故眼周取穴很重要,针刺之可使气血充盈,濡阳眼周肌肉、神经。《灵枢·大惑论》曰:"五脏六腑之精气皆上注于目。"可见风牵偏视病虽表现于眼,但与全身脏腑气血阴阳的失常密不可分,其中肝、脾、肾三脏尤为关键。此例患者年过七旬,肝肾亏虚,平素饮食不节,伤及脾胃,脾胃运化不及,聚湿生痰,内风引动,上犯目窍,发为本病。足三里健脾益气,丰隆穴健脾化痰,风池穴属足少阳胆经,中医认为此穴为搜风要穴,可治头面部诸疾,既能平内外风,又能醒脑开窍,此三穴共奏健脾益气、祛痰通络之功效。光明穴,从少阳络肝,肝之精华注于目,使少阳经脉相交,阴阳两气通照而使目明,肝开窍于目,足厥阴肝经上连目系,太冲穴为肝经之输穴、原穴,可平肝熄风。

（熊嘉玮整理）

顾·师·点·评

斜视、复视的针灸治疗原则为"通经活络",取穴方法为局部与远道结合的方法。

三十九、耳鸣耳聋

医案1

汪某某,男性,65岁,南京人,于2022年3月7日因"右耳听力下降伴耳鸣1周"初诊。

主诉:患者1周前出现右耳耳鸣如电流声,社区医院就诊,口服药物(具体不详),效果不佳,后耳鸣加重,影响睡眠,无恶心呕吐,遂至我院门诊就诊,刻下,右耳鸣响,听力下降,头昏重,无视物旋转,无恶寒发热,夜寐易醒,纳可,二便调。舌质红,苔黄腻,脉滑。

辅助检查:电测听+声导抗:电测听右耳高频下降,气导平均听阈36 dB,其中3 kHz/4 kHz/8 kHz听阈分别为55 dB/60 dB/55 dB,声导抗双耳A型曲线。

中医诊断:暴聋(痰火郁结证)。

西医诊断:突发性突聋。

治法:清热化痰、开郁通窍。

治疗:取穴耳门、听宫、听会、翳风、中渚、侠溪、丰隆、足三里,毫针针刺,以泻法为主,留针30分钟,每日1次,10次为1个疗程。

【病案赏析】 《医学入门》谓"耳鸣乃聋之渐也",所以中医把耳鸣、耳聋两证视为同一病种。李东垣有云:"脾胃不足,皆为血病,是阳气不足,阴气有余,故令人头痛耳鸣,九窍不通。"脾胃虚弱可致痰湿内生,郁而化火,上扰清窍,引起耳鸣耳聋。顾师认为,该患者平素饮食不节,伤及脾胃,水湿难以运化,聚湿生痰,痰郁化火,痰火上扰,郁于耳中壅塞清窍,发为耳鸣耳聋。方中听宫乃手太阳经和手足少阳经交会穴,可通经活络,疏通耳部经络气血;耳门、翳风与听会穴分别为少阳三焦经和少阳胆经之穴,亦为局部穴,发挥近治作用,可疏通耳部气血,疏导少阳经气,刺之可通利耳窍;中渚为手少阳三焦经穴,具有疏少阳气机、解三焦邪热、活络止痛、开窍益聪之功;循胆经、三焦经远取侠溪、中渚,可通上达下,疏导少阳经气,宣通耳窍;丰隆为祛痰要穴,可消痰通络。

医案 2

唐某某,女性,36 岁,南京人,于 2022 年 12 月 2 日因"双耳耳鸣 1 年余"初诊。

主诉:患者 1 年前无明显诱因下出现双耳耳鸣,呈持续性蝉鸣音,无头晕头痛,无明显听力下降,无耳周感觉异常,予"银杏叶片"治疗后无明显好转。近来自觉症状未见明显缓解,遂至我院门诊就诊。

刻下症见:患者神清,精神尚可,双耳耳鸣,呈持续性蝉鸣音,安静时明显,无耳闭憋闷感,无头晕头痛,无听力下降,无耳周感觉异常,无恶寒发热,无胸闷胸痛,无腹痛腹泻,纳尚可,寐一般,二便调。舌质淡红,苔薄,脉细数。

查体:双耳无耳廓牵拉痛,外耳道畅,鼓膜完好。

中医诊断:耳鸣(肾精亏虚证)。

西医诊断:耳鸣。

治法:益气养血、通利耳窍。

针刺:听宫、翳风、百会、太溪、肾俞,毫针针刺,以补法为主,留针30 分钟,每日 1 次,10 次为 1 个疗程。

【病案赏析】《景岳全书》曰:"耳为肾窍,乃宗脉之所聚,若精气调和,肾气充足,则耳目聪明,若劳伤血气,精脱肾惫,必至聋。故人于中年之后,每多耳鸣,如风雨,如蝉鸣,如潮声者,是皆阴衰肾亏而然。经曰:人年四十而阴气自半。半,即衰之谓也。今老人之耳,多见聪不内居,而声闻于外,此正肾元不固,阳气渐换之征耳,欲求来复,其势诚难,但得稍缓,即已幸矣,其惟调养得宜,而日培根本乎。"《内经》有云:"女子五七,阳明脉衰,面始焦,发始堕",该患者年 36 岁,肾精渐亏,致肾精耗伤,髓海空虚,耳窍失养,发为耳鸣。方中听宫为手太阳经与手、足少阳经之交会穴,气通耳内,具有聪耳启闭之功,为治耳疾要穴,配手少阳经局部的翳风穴,可疏导少阳经气,宣通耳窍。太溪、肾俞能补肾填精,上荣耳窍。百会为手、足、三阳经和督脉、足厥阴经的交会穴,益气升阳,诸穴合用,可治肾精亏虚之耳鸣、耳聋。

(熊嘉玮整理)

顾·师·点·评

耳鸣、耳聋时间越长越难治,故及时治疗非常重要。耳周腧穴皆可应用,手法宜轻,循经取穴,补泻结合。病案汪某、唐某能够取效,道理就在于此。

四十、鼻渊

医案

王某,女,20岁,学生,2020年5月21日因"头痛伴鼻塞流涕反复发作2年余"前来就诊。

主诉:患者2年前因受凉导致鼻塞重而持续,鼻涕黄浊而量多,不辨香臭,头晕头重,头痛,前额为甚,伴有神疲倦怠,脘闷纳呆,舌红,苔黄,脉滑数。

诊断:鼻渊。

证型:脾经湿热型。

一诊:针灸处方:肺俞、合谷、脾俞、印堂、迎香、列缺。配穴:阴陵泉、商丘、内庭,留针30分钟,10分钟行针一次,留针约30分钟。

二诊:5月24日,患者头痛缓解,鼻涕明显减少,针灸处方:原方加足三里悬灸30分钟。

三诊:5月27日,患者目前偶有鼻流清涕,无其余不适症状。针灸处方:肺俞、脾俞、肾俞、足三里。巩固治疗。

共计治疗3个疗程:鼻渊未再复发。

【病案赏析】 鼻渊是临床常见病、多发病。鼻渊是发于鼻内窦窍的疾患,以流脓涕、鼻塞为主要临床表现。鼻渊属于现代医学之鼻窦炎范畴,按病程可分为急性鼻窦炎及慢性鼻窦炎,是针灸科门诊常见病、多发病。脾经湿热是其主要证型。鼻渊发病之标,外邪经口鼻而入,首先犯肺,风寒外袭或风热袭肺,内合于脾,蕴而化热,脾失健运,邪热循经蒸灼于鼻窍而发为鼻渊。明代医家吴崑《医方考·卷五·鼻疾门第六十三》曰:"鼻流浊涕不止者,名曰鼻渊。乃风热在脑,伤其脑气,脑气不固,而液自渗泄也。"指出风热外袭,上灼于脑,风热乘肺,致鼻流黄涕,可导致鼻渊。正气虚弱是鼻渊发病之本。郑梅涧《簧余医语》"若本元禀受不足,一感外邪,中气先弱,无以驾驭外感",即《素问

• 评热病论》"邪之所凑,其气必虚"之谓也。

　　中医药在治疗鼻渊方面有其独到的优势。其病因从中医讲不外虚实两端,其发病多由于正气虚损,外感风寒湿热邪气或饮食不节,损伤脾胃,湿热内生蕴结,化生痰浊瘀滞。经曰"清阳出上窍,浊阴出下窍",若脾肺虚损则清阳无升难濡头面官窍,同时湿热浊阴不降而蕴于头面官窍,则鼻窍失养又受邪堵塞,终致鼻窦炎。顾师认为,鼻渊的外感因素风、寒、湿、热邪气中,又尤以热邪为重,刘完素曰:"凡涕涎稠浊者,火热极甚,销浊致之然也。"《医学入门》亦曰:"鼻渊者,鼻流浊涕,热甚。"张景岳则言"鼻渊总由太阳督脉之火,甚者上连于脑而津,津不止,故又名脑漏。此证多因酒醴肥甘或久用热物,或火由寒郁,以致湿热上蒸,津液溶溢而下,离经腐败",亦指明鼻渊的重要发病因素为热。近年来王士贞教授认为鼻渊一病,始于邪,成于热,酿脓涕,久致虚,兼痰瘀,鼻渊的发病机制虚实均有,实证多从热、从风、从湿立论,虚证上多从虚寒论之。鼻渊的辨证论治及变证治疗,既有运用方药,也有使用针灸,临床须考虑患者禀赋、个体差异,内服、外治相结合,随证治之,使治疗方案更全面,防失治误治。施治的同时还应强调用药时机及调护事宜。

　　顾师采用针药结合治疗鼻渊,取得了显著疗效。尤擅长"通窍法"。"通窍法"是指用于治疗清窍闭塞一类疾病的大法。生理情况下,窍可视为解剖结构的孔洞、人体精气出入的通道、体表官窍与体内脏腑的连接。病理情况下,为邪侵之门户,可直观反映脏腑的相应病理改变,窍闭不通则病。故临证提出通窍法,强调"窍以通为用,窍病治以通为本"。《医学入门·卷四·鼻》:"鼻窍乃清气出入之道。"鼻为"五官九窍"之一,其形态结构具有孔窍、通道的特点;生理方面鼻喜清恶浊,宜宣通条达;若人体脏腑功能失调,邪热、痰涎、瘀滞等有形实邪侵犯窍道,致孔窍闭塞,经络壅滞,窍道局部气血不能升降畅达,清浊不分则窍隙闭塞;在鼻病方面则可见鼻塞不通、鼻不闻香臭、鼻痛流涕等症。此时当遵循急则治标原则,配用开窍之法,使邪传之道通利无阻碍,窍道局部循环通畅。故在鼻科疾病的治法中提倡辨证通窍法,临证诊病过程中,应根据鼻病不同病因病机,结合通窍的专开、通开特性辨证选用。取穴以迎香、上迎香为治疗鼻渊的首选穴,针刺迎香可通鼻窍、清肺热、排脓涕,疏通局部气血,治疗鼻塞、嗅觉障碍,改善鼻腔的局部循环,增强嗅感神经元的再生能力,"上迎香"首载于《银海·精微》,为经外奇穴,主治鼻炎、鼻衄等;风池穴为治风之要穴,与迎香穴前后相辅可祛风解表,宣通鼻窍;四白穴针刺可促进窦腔脓浊涕排出;太阳穴属经外奇穴,治头痛头昏;外关为八脉交会穴之一,清热解表,通经活络,疏表解热;"面口合谷收",合谷穴善治头痛等头面部病证。印堂、百会、上星均属督脉穴位,根据"经脉所过,主治所及"原理,针刺诸穴可疏通鼻部经气。研究表明温针灸可以改善鼻部的局部微循环,缓解鼻窦炎的症状,增强局部免疫防御功能,具有消炎和缓解疼痛的作用。顾师常加艾灸印堂,诸穴合用,祛风通窍,调节机体功能,以达到标本兼治的目的。

(李浩整理)

顾·师·点·评

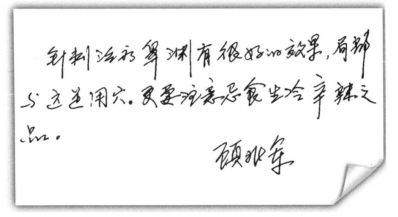

针刺治疗鼻渊有很好的效果,局部与远道用穴,更要注意忌食生冷辛辣之品。

四十一、牙痛

医案1

孙某,女,47岁,干部。

主诉:患者因剧烈牙痛5天而要求针灸治疗。自述左侧上第2、3磨牙已疼痛7年余,症状时轻时重,此次发作呈阵发性剧烈疼痛,夜间尤甚,影响睡眠和饮食,伴口干渴,小便黄,大便二日未解。

检查:第2、3磨牙颌面均有黑色较深龋洞,牙龈肿胀,舌红绛,苔黄燥,脉洪数。

中医诊断:牙痛(胃火炽盛)。

西医诊断:牙痛。

治疗:清胃泻火,通络止痛。针选下关、颊车(患侧),双曲池、合谷、内庭。留针30分钟,10分钟行针一次,效果不明显;加电针治疗,高频连续波每分钟4 000次,通电60分钟,效果仍不明显。后采用下关持续行针(提插刮针法),行针10分钟疼痛开始减轻,行针20分钟疼痛消失。留针约30分钟,疼痛又发作。再按上述手法行针约10分钟,症状再次消失。

次日复诊:牙痛未再复发。

【病案赏析】 牙痛是临床常见的一种口腔疾病症状,多因牙齿与牙周局部组织疾患所引起。中医学认为,"齿为骨之余","肾主骨"。足阳明胃之经脉络于龈中所以齿与肾、龈与胃关系最为密切,其辨证前贤论述颇多。如《临证指南医案》认为:"牙证不外乎风、火、虫、虚,此言其痛耳。"张景岳指出:"齿牙之痛有三证:一曰火,二曰虫,三曰虚。"从整体观念出发,牙痛往往与外邪侵袭、炎症、肝肾功能失调与不重视自我保健有关。止痛是牙痛患者就诊的主要目的,也是治疗全过程的首要任务。依照"通则不痛"的原理,首先必须给邪以通畅的出路,对牙痛而言牙齿有病变,邪才可以乘虚而入,驱邪外出,方可止痛。

其次,注意扶正以祛邪,出路通而邪不能去者,多责之以正气虚弱,不能鼓邪外出。因此牙痛治疗以清热通络止痛为主。

在取穴方面,顾师从辨病施治到辨证施治相结合。根据其病因病机及辨证,大致可将牙痛分为实火牙痛和虚火牙痛,而究其病因可分为风火牙痛、胃火牙痛、虚火牙痛和龋齿牙痛。而在临床治疗过程中,牙痛以实证居多,故多采用针刺方法来治疗。

患者素体偏热又食辛辣之物,从而使得胃肠所积聚之热,郁而化火,火毒循经上攻于齿及面部所致。证见牙痛甚,两侧腮部红肿而痛,得冷痛减,伴口干渴,小便黄,大便二日未解,舌红绛,苔黄燥,脉洪数等一派实热之象。故治疗主取阳明经、大肠经穴,刺法以泻为主,以行清胃泻火、通络止痛之功。刺颊车、下关可泻病所之火毒,疏通经气而止痛,合谷则为牙痛之经验要穴,内庭、二间可泻胃火,泻曲池以清热邪,阳明热毒得清,气机和利则肿痛皆可消散,病则可愈。

医案 2

赵某,男,35 岁,干部。

主诉:牙痛两天伴腮部红肿半天。患者两天前晚餐吃麻辣火锅后,即感觉咽干口燥,喝水后稍加缓解,未引起重视。昨日出现牙痛剧烈,自行口服消炎药物(具体用药不详)效果欠佳。今日晨起之后发现牙痛更甚,两侧腮部红肿而痛,得冷痛减,并伴有口干渴。舌红绛,苔黄燥,脉洪数。

查体:面部呈急性面容,神情痛苦,频繁发出呻吟。齿龈处红肿压痛,两腮部有红肿压痛,口中能闻及异味。患者为肠胃积热,郁久化火,火毒循胃经上攻于齿所致,属实热证型。为胃火炽盛之牙痛。

中医诊断:牙痛(胃火炽盛)。

西医诊断:牙痛。

治疗:清胃泻火,通络止痛。取穴:颊车(双)、下关(双)、合谷(双)、内庭(双)、二间(双)。耳穴压豆:上颌(双)、下颌(双)、牙痛点(双)。刺法:双侧颊车穴、下关穴用斜刺 0.5～1 寸(向两腮压痛最明显方向刺），施以泻法，以速按慢提运针，得气后结合大角度捻针及较重力提插，待针感向两腮疼痛部位扩散后，再合谷直刺 0.5～1 寸，内庭向上斜刺 0.5～0.8 寸，二间直刺 0.2～0.3 寸。各穴均接电针仪后使用"疏密波"，留针 30 分钟。后疼痛缓解，嘱耳穴压豆回家后每天按压数次，次日复诊牙痛基本消失。

【病案赏析】 患者平素嗜食辛辣烟酒，素体偏热，又食辛辣之物。从而使得胃肠所积聚之热郁而化火，火毒循经上攻于齿及面部所致。故治疗主取阳明经、大肠经穴刺法以泻为主，以行清胃泻火、通络止痛之功。刺颊车、下关可泻病所之火毒，疏通经气而止痛，合谷则为牙痛之经验要穴，内庭、二间可泻胃火，阳明热毒得清，气机和利则肿痛皆可消散，病则可愈。顾师指出，针灸在牙痛治疗过程中确实行之有效，而其关键是辨证施治。只有辨"证"准确，才能立法无讹，临床疗效自然显著。牙痛还有其他两种证型，一为风火上炎之牙痛，病因多为风火邪毒侵犯人体经络，伤及牙齿所致。证见牙齿痛甚牙龈红肿疼痛，遇冷则痛减，遇风、热则痛，甚或伴有发热、恶寒、口渴、舌红、苔白干、脉浮数。治宜疏风清火，通络止痛。取穴方面仍以颊车、下关、合谷为主，配外关、风池。刺法以泻为主。颊车、下关可泻病所之火，疏通足阳明经气血。合谷为远道取穴可疏通阳明经络并兼有祛风作用，可通络止痛，为治疗牙痛之要穴。一为虚火牙痛，此证病因多为肝肾阴亏、虚火上炎、灼烁牙龈而成。证见牙齿隐隐微痛，牙龈微红、微肿，久则牙龈萎缩、牙齿松动伴有心烦失眠、眩晕，舌红嫩，脉细数。治宜滋阴降火。取穴仍以合谷、颊车、下关为主，配太溪、行间。主穴以刺法为主，太溪用补法，行间用泻法。太溪为肾经之原穴，肾之精气输注于此，以补法刺之，可补肾之阴虚以治其本。行间为肝经之荣穴，以泻法刺之，可泻肝经之虚热以治其标。标本兼治则病得除。

（李浩整理）

顾·师·点·评

牙痛的针刺治疗看似简单，其实不然。一定要注意查明病因，以阳明经穴为主，补泻结合，该案用穴精准。

四十二、咽喉肿痛

医案

王某,男,30 岁,教师。2018 年 10 月 24 日因咽喉剧痛、发热、头痛、全身不适 1 天前来就诊。

主诉:体温 38.4 ℃,扁桃体红肿,隐窝处有黄白色渗出物,咽峡部红肿,吞咽困难,舌红,苔薄黄,脉浮数。

西医诊断:急性咽炎。

中医诊断:喉痹(痰热上扰)。

一诊:予以针刺双太溪穴加大椎穴,少商穴点刺放血,丰隆穴施灸,嘱患者不停做吞咽活动。治疗后扁桃体肿及咽喉疼痛消失。

二诊:2018 年 10 月 30 日复诊,患者偶有咽部不适,无其余不适症状。针刺肺俞、太溪、足三里,后患者疼痛基本缓解。

【病案赏析】 "咽喉肿痛"属于中医学"喉痹"。喉痹首载于《五十二病方》,《素问玄机原病式》载:"痹,不仁也。俗作'闭';犹闭塞也,火主肿胀,故热客上焦而咽嗌肿胀也。"张戴仁曰:"手少阳、少阴二脉并于喉,气热则内结肿胀,痹而不通则死。"阐述了喉痹多由邪热上壅咽喉而致咽喉痹痛肿胀,闭塞不通影响吞咽。根据其病因病机的不同,又有不同证型,偏于风热者,多有外感病史,起病急,咽痛较重,吞咽时尤甚,治疗以宣肺利咽、泻热镇痛为基本原则,以针刺少商穴放血为常用治疗手法。手太阴肺经经别从肺系所处循于喉咙,经络所过,主治所及,商穴位于手太阴肺经,可治疗风热犯肺引起的咽喉肿痛。少商穴为手太阴肺经的井穴,井主心下满,"满",中医学讲满痞胀痛,西医学讲堵塞肿痛,对应"痹"证,闭塞不通,痹痛肿胀,针刺少商穴放血,可直达病所,除之菀陈,泻其实热,通其经脉,调和气血,平衡阴阳。正如《十四经穴主治歌》所云:"少商惟针双蛾痹,血出吼开功最奇。"《胜玉歌》曰:"颔肿喉闭少商前。"这些都说明少商穴作为治疗咽喉肿痛的要穴,能够清泻血热,消肿止痛,解毒利咽。顾师应用放血疗法颇有心得,放血疗法早在《内经》《儒门事亲》等众多书籍中就有提及。风热喉痹为外感风热之表证,凡解表者,皆汗法也,血汗同源,出血者,乃发汗也,通过放血疗法来清热解表,从而达到治疗咽喉肿痛的目的。现代西医研究表明,放血疗法能够很好地影响血液指标,改善微循环,调节内分泌,代谢病理产物,减少致痛物质堆积,加速炎症吸收,从而使急性咽喉肿痛能够有效而快速地得到治愈。针刺放血能够激发人体经络之气,调节人体脏腑功能。其作为一种刺激疗法,也存在刺激量的问题,不同刺激量影响下放血量的不同可产生不同的机体反应,最终疗效就会不同。刺血治疗急性咽喉肿痛以手太阴肺经、手阳明大肠经、督脉为主。从经脉特性来看,"阳明经多气多血,太阴经多气少血",肺经十一个经穴中,有七个经穴可用于治疗咽喉疾病,包括尺泽、孔最、列缺、经渠、太渊、鱼际、少商。从经脉病候主治来看,肺经和大肠经的病候均与咽喉热性疾病密切相关。如《灵枢·经脉》曰:"是动则病,肺胀满,膨膨而喘咳","是主津所生病者:目黄,口干,衄蚵,喉痹……气有余,则当脉所过者热肿……"。从脏腑病机来看,肺为华盖,乃娇脏,通过咽喉、口鼻与外界相通,与大肠相表里,若外感风热火毒或肺胃积热,肺失肃降,肠失通调,气机上逆,搏结咽喉,郁而化热,气血壅滞,痰瘀痹阻,可致咽喉肿痛、热腐成脓。从腧穴应用频次来看,少商穴为肺经止点穴,应用频次最高,点刺放血,可清肺解毒、开窍利咽、通经活络、消肿止痛。如《针灸大成》:"咽喉肿痛,少商";《医学心悟》:"咽喉肿痛,肿塞,取之少商泻血";《儒门事亲》卷四:"男子妇人,喉闭肿痛,不能言,微刺两手少商穴刺血出立愈";《医宗金鉴》:"少商惟针双鹅痹,血出喉开功最奇";《古今医统》:"少商治喉痹,三棱针刺出血,立愈。"商阳为手阳大肠经起点穴,点刺放血,可清热通腑、利咽消明肿;如《针灸甲乙经》曰:"喉痹能言,取手阳明,商阳主之。"此外,督脉的分支循行从少腹直上贯脐,至咽喉与冲、任二脉相会合,至下颌部,环绕口唇,至两目下中央,故诸邪侵犯督脉,易致发热及头项咽喉局部病症。因此,急性咽喉肿痛的病位主要在咽喉,与肺、大肠、督脉密切相关,疏风清热、清肺通腑、消肿利咽是治病的关键。

另外,顾师善用丰隆穴治疗咽喉肿痛,取得了非常好的疗效。丰隆为足阳明胃经的络穴,络穴除了治疗本经病证以外,还可以治疗相表里经的病证。根据经络所过,主治所及,《灵枢》中足阳明经脉"循喉咙"、足太阴经脉"挟咽"、足太阴经别"上结于咽",可以看出表里两经均经过咽部,为丰隆穴治疗本病提供了理论基础。慢性咽喉肿痛有咽喉部的肿痛充血,《千金翼方》曰:"凡诸孔穴,名不徒设,皆有深意。"《中国针灸穴位通鉴》载:"本穴治病颇多,且多治丰盈充满之证,颇具丰隆含意。"从另一个层面佐证了丰隆穴能够治疗咽喉病。历代针灸典籍载有丰隆治喉痹不能言的例子数不胜数。如《灵枢经》中"其病气逆则喉痹瘁瘖"、《针灸甲乙经》中"喉痹不能言,丰隆主之"、《备急千金要方》中"丰隆主喉痹不能言"、《针经摘英集》中"治喉痹,刺足阳明丰隆",这些记载从临床角度为丰隆穴治疗喉痹提供了实践基础。中医学博大精深,只要我们肯思考,善于从古人的宝库中吸取养分,就能解决当前临床遇到的一些虽然不大但很难彻底解决的问题。

(李浩整理)

顾·师·点·评

咽喉肿痛三棱针点刺双侧少商、商阳二穴有奇效。

四十三、痉证

医案

患者刘某某,女,29 岁,干部。2019 年 11 月 4 日就诊。

主诉:患者因为 3 天前生气后出现口角有节律地向左抽动,时有间歇,夜间症状明显加重。舌强难言,伴四肢抽痛,蚁行感,尤双足趾挛急,不欲饮食。就诊时诸证未减,初步诊断:痉证。先针患侧地仓透颊车,再针上廉泉、金津、玉液,又配以百会、内关、膻中、阳陵泉、三阴交,进针后口角抽动次数渐减少,约 10 分钟后,抽动停止,舌强明显好转,已能讲话,留针 30 分钟后起针,自能行走。

二诊:11 月 6 日复诊,患者症状基本缓解,针内关、阳陵泉、三阴交以巩固治疗。后患者未再发作。

【病案赏析】 顾师治疗痉证:

(1)重视头部腧穴的应用。从现代医学的角度来讲,痉证可见于某些中枢神经系统疾病,如流行性脑脊髓膜炎、乙型脑炎等。中医认为,脑为元神之府,头为诸阳之会,主宰人的精神活动。可见,无论中医西医,都一致认为痉证的发生与脑有关。"腧穴所在,主治所在",针灸治疗中依据此理论创立出局部选穴的选穴原则,在《针灸甲乙经》中治疗本病也有体现。皇甫谧在书中治疗痉证的选穴中重用头部穴位,并且在《针灸甲乙经·卷七·太阳中风感于寒湿发痉第四》中有多条条文对于痉证的选穴都体现了这一点,如"痉取囟会、百会""痉目不眴,刺脑户""痉反目憎风,刺丝竹空主之"等。痉证可选择头部的囟会、百会、脑户等穴进行针刺治疗。

(2)重视肝胆经穴与特定穴的选择。痉证病位在筋,而肝束骨而利机关也。肝与胆相表里,胆经也与痉证相关,《灵枢·经脉》中足少阳经筋病症中也与痉证有关:"引膝外转筋,膝不可屈伸,腘筋急。"通过选取肝胆经穴与特定穴,可以恢复肝主筋的功能。因此《针灸甲乙经·太阳中风感于寒湿发痉第四》中也有选用与肝胆经穴与特定穴，如在肝经选取特定穴：期门、肝俞，"痉腹大坚不得息，期门主之"，"痉筋痛急互引，肝俞主之"，"痉互引善惊，太冲主之"；取胆经特定穴：光明、京门等治疗该病，"痉取囟会、百会，及天柱、膈俞、上关，光明主之"，"痉反目憎风，刺丝竹空主之"，"痉脊强反折，京门主之"。综上，顾师认为痉证的发生既可由外感风、湿之邪，致使邪壅脉络，气血运行不畅，经脉失养发而为痉，亦提出了内伤为痉、热邪致痉、寒邪致痉，更明确了本病的病位在肝，其取穴主要重视选用头部的腧穴，重视与肝胆之间的联系，为治疗疾病提供了更多更宽广的方法。顾师推崇皇甫谧《针灸甲乙经》在痉证中的治疗经验，针对不同性质的痉证，选穴方法也不尽相同。痉证作为临床上常见的症状，由于其病因病机多样，在治疗上时觉棘手，因此，从古人的思想中挖掘痉证的治疗方案具有一定的价值。

（3）重视末端穴的应用，运用重刺手法和直接烧灼法，以醒脑开窍。例如《太平圣惠方》指出，灸鬼眼穴、少商可治疗"小儿胎痫、奶痫、惊痫"。古人甚至选用乳头这样十分敏感的穴位，如《针灸大成》治"危急难救"的"惊风"灸"两乳头数壮，男左女右"，"手大指、次指端各数壮"，故多用灸法。因为本证可伴有阴阳气血亡脱的现象，故要补摄固脱，常灸任脉穴。例如《名医类案》载一子："患脐风，己不救，家人乃盛，以盘合，将送诸江，道遇老娘"，"以艾灸脐下即活"。本证的致病因子："外邪、盛热、淤血"等可阻塞经络，而风主青，故本证患者的皮肤表面可出现青络脉，现代医学认为有"微循环障碍"。灸为热性刺激，可使毛细血管扩张，改善微循环，故在青络脉处古人常用艾灸疗法。例如《针灸大成》治疗惊痫，灸"耳后青络脉数壮"；《名医类案》"凡脐风若成，必有青筋一道，自下上行，至腹而生两岔，即灸青筋之头壮截住，若见两岔，即灸两处筋头各壮十活五六"，均为是例。

（4）刺血疗法的应用。因为本证可由外邪所致，故可用刺血法治疗，取穴则以末端穴和关节部穴为主。例如《灵枢·热病》曰"风痉身反折,先取足太阳及腘中及血络出血",《名医类案》载"子和治一妇年,病风搐目眩,角弓反张,数日不食","以针刺百会穴,出血后立愈"。古人还发现,本证患者的牙腹上常有水泡出现,挑刺水泡,则可起到治疗本证的作用。例如《名医类案》载:"凡儿脐风,须看牙跟有水泡,点如粟粒,以银针挑破,出污血,或黄脓少许而愈"。

(李浩整理)

顾·师·点·评

> 痉证的针灸治疗应头针与体针相结合,重视肝胆经特定穴的应用,该案辨证及用穴正确。
>
> 顾兆军

痉证的针灸治疗应头针与体针相结合,重视肝胆经特定穴的应用,该案辨证及用穴正确。